JN034389

［編］

市川佳居 ｜ 廣 尚典 ｜ 阿久津聡 ｜ 西川あゆみ

健康経営を推進する職場のための

EAP

Employee
Assistance
Program
Handbook

ハンドブック

［著］

廣 尚典 ｜ 阿久津聡 ｜ 徳永麻子 ｜ 西川あゆみ
市川佳居 ｜ マーク・アトリッジ

金子書房

刊行にあたって

　新型コロナウイルス感染症の流行にともない，企業においては労働者の働き方への対応が求められ，また，労働者の不安やストレス増加が課題となってきました。もともと不況や失業率の上昇と自殺率には相関関係があり，コロナ時代の企業は，まさに職場のメンタルヘルスケアへの効果的な対策が求められています。

　コロナ問題が始まる前からわが国では，従業員の健康が会社の業績にも影響するという健康経営®の概念が企業に浸透しはじめてきていました。健康経営の質をさらに高めるためには，働く人のモチベーションを向上させ，日々遭遇するストレスとうまく付き合い，また，ストレスの原因である過重労働やハラスメントなどを経営者が除去する施策が求められています。また労働者へのケア，産業保健サービスとして効果的なメンタルヘルス施策を展開することが求められています。

　EAP とは Employee Assistance Program の略称で，日本では「従業員支援プログラム」と訳されています。EAP には，産業保健スタッフや心の健康づくり専門スタッフのように企業に直接雇われている内部 EAP スタッフと，企業から業務を請け負って従業員にメンタルヘルスケアを提供する外部 EAP スタッフがいます。EAP は健康経営のなかでも重要視されており，また，コロナ禍によるストレスへの対応策としても有効な，働く人の心の健康の解決策となるものです。本書では，EAP の有効な展開，活用方法について解説しています。また本書では，人事，労働衛生担当者や管理職，産業保健スタッフ，産業カウンセラーや公認心理師などさまざまな職種の方にもわかりやすいように，多くの図解や実践的なチェックリストを掲載しています。

　具体的には，産業医科大学の実務研修センターにおいて創立 30 周年記念事業として始まった COA 方式メンタルヘルスサービス機関機能認定をさらに進化させ，企業内における EAP 施策の進め方についての解説をするとともに，セルフチェック項目とその利用方法，健康経営におけるメンタルヘルス施策メニューを解説しています。企業の担当者は，この 1 冊があればメンタルヘルス施策を自社が十分に行えているか，ほかに何をするべきか，施策がうまくいっているかどうかの効果測定方法などのチェックができます。本書では，EAP の効果測定，費用対効果の出し方なども具体的に解説しており，健康経営を推進している企業の担当者のみなさんにぜひ活用していたければと思っています。

　本書の執筆者は，産業保健，経営学，EAP の国内外の専門家ですが，もともと，2018 年より「EAP 検討会」を定期的に行ってきており，そこで検討した内容を形にして職場のメンタルヘルス向上に役立つことができればとの思いで，本書を発行することとなりました。本書が働く人のメンタルヘルスを向上することに少しでも寄与することを執筆者一同願っております。

2022 年 7 月　執筆者一同

目 次

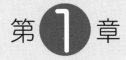

第1章

内部 EAP と産業保健

廣 尚典

❶ 産業保健としてのメンタルヘルス対策

　メンタルヘルス不調者の数は，多くの事業場でいまだ増加しているか，ある
いは高止まりの状態にあります。従業員規模の小さい事業所でも，メンタルヘ
ルス不調により長期休業に至っている労働者，不定期の欠勤を続ける労働者，
業務遂行能力を著しく低下させている労働者等がみられるところが少なくあり
ません。

　また，精神障害が業務上疾病として認められる目安，基準が厚生労働省より
公表されたこともあり（1999 年「心理的負荷による精神障害等に係る業務上
外の判断指針」，2011 年「心理的負荷による精神障害の認定基準」），精神障害
の労災認定件数は年間 500 件を超えています（2021 年度は 629 件）。精神障害は，
仕事との関連でとらえられる必要が生じているのです。

　こうした状況のなかで，メンタルヘルス対策に取り組んでいる事業所の割
合は 60％程度（厚生労働省「労働安全衛生調査」）となっており，従業員数 50
人以上の規模に限定すると，法でストレスチェック制度（後述）の実施が義務
づけられている影響もあるでしょうが，90％以上が何らかの取り組みに着手し
ています。しかし，その取り組みがどのくらいの効果をあげているかを示す資
料はほとんどみられません。これには，効果の指標として何を取り上げるかが
難しいことや，労働者のメンタルヘルスに及ぼす因子は多様であり，強い増悪
因子（たとえば，企業の業績の著しい低下）が長く続いた場合には，それが対
策の効果を打ち消してしまうこと（つまり，交絡因子の問題）が影響している
と考えられます。

　1970 年代までは，日常的なコミュニケーションの類を除けば，メンタルヘ
ルス対策の実施は大企業にほぼ限定されており，事業所外から精神科医を招聘
して，診療行為や相談活動にあたってもらうようなことが中心でした。福利厚
生色の強い活動が多かったといえます。しかし，1990 年代ごろから，それは
事業者が負う安全配慮義務の履行の一環としてとらえられるようになってきま
した。現在も，メンタルヘルス対策の一部を産業保健活動の枠外，たとえば福
利厚生事業あるいは健康保険組合の活動として実施することは可能です。また
実際に，そうした取り組みも大企業を中心として散見されます。しかし，企業

表 1-1 衛生委員会における調査審議事項

■労働者の健康障害を防止するための基本となるべき対策に関すること
■労働者の健康の保持増進を図るための基本となるべき対策に関すること
■労働災害の原因及び再発防止対策で，衛生に係るものに関すること
■その他労働者の健康障害の防止及び健康の保持増進に関する重要事項
　・衛生に関する規程の作成に関すること
　・法等 28 条の 2 第 1 項の危険性・有害性等の調査及びその結果に基づいて講ずる
　　措置のうち，衛生に係るものに関すること
　・安全衛生に関する計画（衛生に係る部分に限る）の作成，実施，評価及び改善に
　　関すること
　・衛生教育の実施計画の作成に関すること
　・法第 57 条の 4 第 1 項及び第 57 条の 5 第 1 項の規定により行われる有害性の調
　　査並びにその結果に対する対策の樹立に関すること
　・作業環境測定の結果及びその結果の評価に基づく対策の樹立に関すること
　・健康診断の結果及び健康診断の結果に対する対策の樹立に関すること
　・労働者の健康の保持増進を図るための実施計画の作成に関すること
　・長時間労働による労働者の健康障害の防止を図るための対策の樹立に関すること
　・労働者の精神的健康の保持増進を図るための対策の樹立に関すること
　・労働基準監督官，労働衛生専門官等から勧告・指導等を受けた事項のうち労働者
　　の健康障害防止に関すること

※下線は，筆者による

　内で行われるべきものとしては，事業者責任の範疇に入る活動のほうが高い優先順位とみなされています。

　職場のメンタルヘルス対策は，通常，産業保健活動の一部として実施されます。したがって，その主な活動は，労働安全衛生法（以下，安衛法）およびその関連法規の考え方に沿ったものを基本とします。50 人以上の事業所で設置が義務づけられている衛生委員会の調査審議事項は安衛法第 18 条および労働安全衛生規則第 22 条などで規定されていますが（表 1-1），そこには，メンタルヘルスに関する事項が入っています（表 1-2）。このことは，職場のメンタルヘルス対策は，事業場全体での計画的な推進が望まれていることを意味しています（図 1-1）。

　厚生労働省は，2006 年に職場のメンタルヘルス対策全体のあり方を示した「労働者の心の健康の保持増進のための指針」（以下，「メンタルヘルス指針」）（2015

表 1-2　衛生委員会におけるメンタルヘルス関連の調査審議事項

（厚生労働省，2015：厚生労働省，2018 をもとに作成）

■「メンタルヘルス指針」より
・事業者がメンタルヘルスケアを積極的に推進する旨の表明に関すること
・心の健康づくり計画の策定に係る事項
・心の健康づくりの体制の整備に関すること
・事業場における問題点の把握及びメンタルヘルスケアの実施に関すること
・メンタルヘルスケアを行うために必要な人材の確保及び事業場外資源の活用に関する
　こと
・労働者の健康情報の保護に関すること
・心の健康づくり計画の実施状況の評価及び計画の見直しに関すること
・その他労働者の心の健康づくりに必要な措置に関すること

■「ストレスチェック指針」より
・ストレスチェック制度の目的に係る周知方法
・ストレスチェック制度の実施体制
・ストレスチェック制度の実施方法
・ストレスチェック結果に基づく集団ごとの集計・分析の方法
・ストレスチェックの受検の有無の情報の取扱い
・ストレスチェック結果の記録の保存方法
・ストレスチェック，面接指導及び集団ごとの集計・分析の結果の利用目的及び利用方
　法
・ストレスチェック，面接指導及び集団ごとの集計・分析に関する情報の開示，訂正，
　追加及び削除の方法
・ストレスチェック，面接指導及び集団ごとの集計・分析に関する情報の取扱いに関す
　る苦情の処理方法
・労働者がストレスチェックを受けないことを選択できること
・労働者に対する不利益な取扱いの防止

年改正）を公表しています。これは安衛法第 69 条および第 70 条の 2 と関連づ
けられており，本指針に沿った取り組みを進めるのは，事業者の努力義務となっ
ています（表 1-3）。2015 年に施行されたストレスチェック制度は，従業員数
50 人以上の事業場に限定してではありますが，事業者に実施義務が課せられ
ています。
　いわゆる過重労働による健康問題も，産業保健上の大きな問題となっていま
す。過重な労働負担としては，強い緊張を強いられる業務，複雑な人間関係の

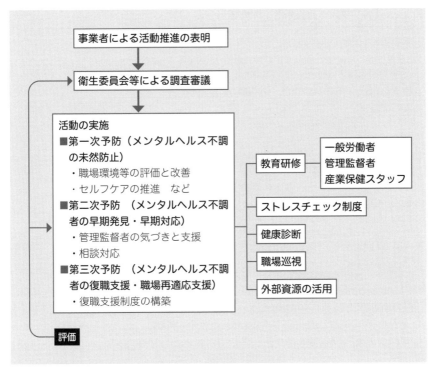

図 1-1　職場におけるメンタルヘルス対策の全体像

下での業務なども含まれうるでしょうが，最も問題視されているのは長時間労働です。2002年に「過重労働による健康障害防止のための総合対策」が公表され，2006年には安衛法の改正に合わせて見直されました。事業者に対しては，その別添として，「過重労働による健康障害を防止するため事業者が講ずべき措置」が示されました。本対策は，2018年公布の働き方改革を推進するための関係法律の整備に関する法律（働き方改革関連法）によりさらに見直され，従来推進が求められてきた時間外労働の削減，有給休暇の取得促進，健康診断および事後措置の確実な実施に加え，長時間労働者に対する医師による面接指導の基準の対象見直し，高度プロフェッショナル制度の導入とそれにともなう健康障害対策などが盛り込まれました（表1-4）。

表 1-3 「メンタルヘルス指針」の概要 （厚生労働省，2015 をもとに作成）

■**事業場全体で，計画的に行う**
・トップが率先して行う，衛生委員会等で審議する
・現状を踏まえた中長期的な計画の作成
■**各人の役割（行うべきこと）を明確にする**
・4 つのケア
・そのための教育研修を充実させる
■**幅広い活動にする**
・職場復帰支援，早期発見・早期対応，職場のストレス軽減など
■**要となる担当者を置く**
・事業場内メンタルヘルス推進担当者の選任
■**外部機関を有効に活用する**

表 1-4 「過重労働による健康障害を防止するため事業者が講ずべき措置」の概要

■**時間外・休日労働時間等の削減**
・「36 協定」の適切な締結
・「労働時間の適正な把握のために使用者が講ずべき措置に関するガイドライン」（平成 29 年 1 月 20 日策定）に基づく労働時間の適正な把握
・医師による面接指導の実施
・高度プロフェッショナル制度適用者に対する適切な措置
■**年次有給休暇の取得促進**
■**労働時間等の設定の改善**
・勤務間インターバル制度の導入努力
■**労働者の健康管理に係る措置の徹底**
・健康管理体制の整備，健康診断等の実施
・長時間労働者に対する面接指導および事後措置
・高度プロフェッショナル制度適用者に対する面接指導等
・メンタルヘルス対策の実施

❷ 産業精神保健活動の実際

（1）心の健康づくり計画と 4 つのケア

　「メンタルヘルス指針」は，事業者が実態を踏まえて中長期的な計画を策定し，活動を進めるよう要請しています。以下の 4 つのケアの効果的な実施が求めら

れ，この過程では，衛生委員会などにおける調査審議を経ることが望まれます。

1）セルフケア

　個々の労働者が，自らのストレスや精神面の健康に適切に気づき，それを改善するような活動を指します。周囲に対する積極的な相談もそれに含まれます。「労働安全衛生調査」の結果から，近年特にセルフケアに向けた活動が多くの事業所で行われるようになっていることがみて取れます。

2）ラインによるケア

　部下をもつ管理者が，所管する職場の管理および部下管理を適切に進め，職場，仕事に関するストレスを軽減し，部下が不調に陥らないよう配慮を行う活動です。なお，企業によっては，昨今の組織のフラット化やプロジェクト制の導入などにより，以前のような明確な上司－部下関係が築きにくい事情が生じていますが，だからといって，ラインによるケアに該当する取り組みが手薄になることがあってよいわけではありません。「メンタルヘルス指針」は，各企業の工夫により，同等の効果が得られるよう求めています。

3）事業場内産業保健スタッフ等によるケア

　「メンタルヘルス指針」では，産業医，看護職，衛生管理者などを「事業場内産業保健スタッフ」とまとめて役割を整理しています。また，「事業場内産業保健スタッフ等」として，心の健康づくり専門スタッフ（後述）および人事労務管理スタッフを含めた活動も記述しています。主として，セルフケア，ラインによるケアの支援がそれに該当します。内部EAP活動は，企業内あるいは事業場内の専門スタッフによるメンタルヘルス対策の活動であり，通常このなかに含まれます。

4）事業場外資源によるケア

　事業場外の医療機関，メンタルヘルス関連専門機関，産業保健専門機関などの資源を活用した活動を指します。外部EAP機関のサービスはこれに該当します。事業場内の専門スタッフによって実施が可能であっても，利用しやすさや事業場内産業保健スタッフの活動範囲の明確化などの面から，あえて事業場外資源を活用したほうが効果的な場合もあります。

（2）主な活動の種類と内容

1） 職場環境等の評価と改善

「メンタルヘルス指針」においては，職場環境等の評価と改善が重要なメンタルヘルス対策の１つに位置づけられています。ここで「職場環境等」と表現されている内容は，職場のストレス要因といい換えることができます。組織形態，社内の諸制度，就業規則類，人間関係，指示命令系統，責任の重さ，仕事の負荷などを幅広く含んでいます。

　一般に，労働衛生の３管理という考え方があります。職場の有害因子による健康影響を防止する対策としての，作業環境管理，作業管理，健康管理を指します（表 1-5）。これを当てはめれば，職場環境等の評価と改善は，作業環境管理と作業管理を適切に行うことに該当します。これらは,物理化学的問題（騒音，化学物質，重量物の取り扱いなど）への対応に限定して考えられがちですが，心理社会的因子も含めて扱われる必要があります。過重労働対策の中核である時間外労働の削減もこれに含まれます。仕事に関連した健康障害の未然防止は，産業保健において最も優先順位の高い取り組みであることから，職場環境等の評価と改善は，メンタルヘルス対策においても不可欠な活動といえます。

2）個別相談

　産業保健スタッフや心の健康づくり専門スタッフが常勤，あるいはそれに近い形で勤務している事業場の多くでは，随時の個別相談が行われています。労働者本人からの相談と，管理監督者からの部下に関する相談，人事労務管理に

表 1-5　労働衛生の 3 管理

①作業環境管理
・職場環境に存在する有害因子を低減制御する
・作業環境測定および評価，設備改善，有害物質の代替など
②作業管理
・働き方（作業）そのものに起因する健康障害リスクを低減制御する
・作業時間の適正化，作業方法・作業姿勢の改善，保護具の使用など
③健康管理
・作業環境や作業による健康への影響を検討し，それらによる健康障害を未然に防止する
・健康診断および事後措置など

表 1-6　外部 EAP 機関の相談事項例

- ・配偶者の健康問題
- ・老親の介護問題
- ・自らのキャリア・プラン
- ・人事異動に関する不安
- ・上司からの非合理な指示についてのストレス※
- ・部署内の仕事の偏りに関する不満※
- ・体調不良による業務効率の低下※

※事業場のリスクとしてとらえる必要がある

関する人事労務管理スタッフからの相談が主なものです。通常，家族からの当該労働者に関する相談は極めて少ないのが現状です。ラインによるケアのための研修が実施されると，それを受講した管理監督者からの相談が増える傾向がみられます。

　複数の相談窓口を設置すると，利用者の選択肢が増し相談しやすくなるため，全体としてみた場合は相談件数が増えるかもしれません。しかし，相談者（来談者）によってはいくつかの窓口に相談をもちかける可能性もあり，その場合窓口によって助言や指示などが異なると，混乱をきたすことになりかねません。担当者間の最低限の情報共有，意思統一が望まれます。外部 EAP 機関などの事業場外資源を活用しているところでは，個別相談対応の一部あるいはすべてをそちらに委ねているところもみられますが，相談内容にどのような事項が多いのか，特定の部署からの相談が多くなっていないかなど入手できる情報を確認し，そのなかで事業場のリスクと判断されるものがみられた場合にどのように対応するのかなどについて，整理をしておく必要があります（表 1-6）。

3）健康診断

　健康診断は，一般健康診断と特殊健康診断に大別することができます（表1-7）。後者は，仕事や職場に内在している粉じんや化学物質などの有害因子による健康影響の評価を目的としています。どの健康診断も，実施しなければならない項目が規定されており，そのなかでメンタルヘルスに関連が深いものは，自覚症状および他覚症状です。血圧や血液検査値，心電図，胸部 X 線検査の所見など，主として身体的な問題を評価する項目が注目されがちですが，健康

表 1-7　一般健康診断と特殊健康診断

■一般健康診断
・雇入時の健康診断
・定期健康診断
・特定業務従事者の健康診断
・海外派遣労働者の健康診断
・給食従業員の検便
■特殊健康診断
・有機溶剤業務従事者
・鉛業務従事者
・四アルキル鉛等業務従事者
・特定化学物質業務従事者
・高圧室内業務又は潜水業務従事者
・放射線業務従事者
・除染等業務従事者
・石綿等の取扱い等に伴い石綿の粉じんを発散する場所における業務従事者（過去従事者含む）
■その他
・常時粉じん作業に従事する労働者
・塩酸，硝酸，硫酸，亜硫酸，弗化水素，黄りんその他の業務従事者（歯科健診）

診断は健康全般の調査であり，精神面が軽視されるべきではありません。特殊健康診断においても，たとえば化学物質のなかには曝露によって精神症状を引き起こすものもあり，注意が必要です。年に1回ないし2回の実施が事業者に義務づけられており，労働者にもそれを受ける義務が課せられています。

　健康診断では事後措置も重要です。必要に応じて，専門医の受診勧奨や就業上の措置（配置転換，時間外労働の制限，特定の業務の回避など）を講じることが事業者の義務とされており，保健指導も努力義務となっています。職場環境の問題が見出された際には，その改善への取り組みも求められることになります。雇入時健診は，入業時（ベースライン）の健康状態の評価と適正配置の判断材料とすることを目的としたものです。

4）ストレスチェック制度

　2014年の「安衛法」の改正により，ストレスチェック制度の実施が義務化されました（図1-2）。

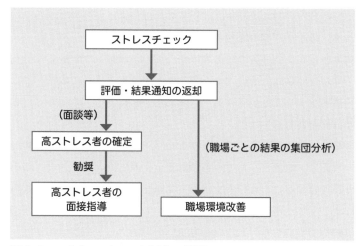

図1-2　ストレスチェック制度の概要

　ストレスチェック制度は，ストレスチェック（条文では「労働者の心理的な負担の程度を把握するための検査」と表現されています）と，医師による面接指導およびその事後措置などからなります。医師による面接指導は，ストレスチェック（質問紙）によって高ストレス者を選定（面接も行い，その結果を参考にすることもできます）し，該当者のうち申出のあった者に対して行わなければなりません。

　ストレスチェック制度には，以下のような特徴があります。

①メンタルヘルス不調の一次予防（未然防止）を第一義的な目的とする

　ストレスチェックは，精神障害のスクリーニングの類ではありません。個々の労働者に自らのストレス状態を振り返ってもらうこと，ストレスが高まっている労働者に対して，メンタルヘルス不調をきたさないよう支援を行うことを主なねらいとしています。項目もそれに合った内容とするように規定されています。健康障害の早期発見とそれへの対処を重要な目的としている健康診断とは異なります。

②ストレスチェックの項目には，３つの領域が含まれている必要がある

　３つの領域とは，仕事のストレス要因，ストレス反応および社会的支援（周囲からのサポート）です。この３領域に関する設問を含み，その有用性が科学

的に実証されているものを用いなければなりません。

③個人結果は，本人の了承がない限り事業者には知らされない

　健康診断の結果とは異なり，個人別結果は本人にのみ通知され，事業者や上司は，本人の了承がない限り，その内容を知ることができません。職場ごとの集団分析の結果は確認することができます（→後述⑦を参照）。

④労働者に受検は強要されない

　事業者は，労働者に受検を強要してはなりません。最終的には，労働者個人の意思に委ねられます。対象となっている労働者全員の受検が望ましいとはされており，その勧奨をすることはできますが，受検しなかった労働者に不利益を与えることは禁じられています。

⑤健康診断とは別枠で実施しなければならない

　ストレスチェック制度と健康診断は，上記①～④からも明らかなように，目的のまったく異なる活動（事業）です。合理性を考慮して，同時期に行うことは可能ですが，受検者に対して区別を明確にしておく必要があります。結果通知についても同様です。

⑥ストレスチェックの結果，必要と判断された者（高ストレス者）に対して医師による面接指導を実施する

　高ストレス者と判定され，かつ本人が申し出た場合に実施されます。これについても，事業者は強要できません。また，面接指導の結果，必要に応じて専門機関への受診勧奨や就業面の配慮などの事後措置が行われることになります。面接指導の費用は事業者が負担します。

⑦ストレスチェックの結果は，労働者のセルフケアおよび職場環境の改善に生かされる

　ストレスチェックの結果に対して，個別評価だけでなく集団分析も行い，それをもとに職場環境改善等を行うことが事業者の努力義務とされています。ただし，受検者が必ずしも労働者全員でないことから，職場環境改善を行うにあたっては，ストレスチェックの受検率を高め，その計画を策定する際に職場環境に関するほかの情報をあわせて検討すべきとされています。

⑧実施者は，医師，保健師および一定の研修を受けた看護師，公認心理師，精神保健福祉士とする

実施者とは，ストレスチェックの企画および結果の評価に関与する者を指します。複数名の選任も可能ですが，産業医がその一人となるのが望ましいとされています。

⑨労働者数 50 人未満の事業場では，当面義務化されない（努力義務である）

現在のところ，小規模事業場については義務化には至っていません。したがって，大企業であっても営業所などの小規模事業場には，実施義務が課せられていないことになります。しかし，1 つの企業で実施対象となる労働者とそうでない労働者がいる状況が不適切であるのは自明なため，50 名以上のところを含め事業場を複数もつ企業は，すべての労働者に受検機会を与えるべきでしょう。

5）教育研修

教育研修は，古くからメンタルヘルス対策の要とされてきました。上述したセルフケアのためのもの（セルフケア教育）と，ラインによるケアのためのもの（ラインケア教育）が 2 本柱といえます。「メンタルヘルス指針」には，双方ともに，盛り込まれるべき事項が示されています（表 1-8，1-9）。なお，産業保健スタッフについても，セルフケア，ラインによるケアを適切に支援するため，一定水準の知識，技術が必要となります。「メンタルヘルス指針」には，そのために研修に盛り込まれるべき事項も示されています（表 1-10）。

また，教育研修の効果をあげるためには，その内容が職場の実態に即していること，対象となる労働者の組織における位置づけや職務権限を理解したうえで行うことが重要です。そのため，「メンタルヘルス指針」には，担当者を事業場内で育成することが望ましいとも記されています。

表 1-8　「メンタルヘルス指針」が求めるセルフケア教育の内容

（厚生労働省，2015 をもとに作成）

- ・メンタルヘルスケアに関する事業場の方針
- ・ストレスおよびメンタルヘルスに関する基礎知識
- ・セルフケアの重要性および心の健康問題に対する正しい態度
- ・ストレスへの気づき方
- ・ストレスの予防，軽減およびストレスへの対処の方法
- ・自発的な相談の有用性
- ・事業場内の相談先および事業場外資源に関する情報

表 1-9 「メンタルヘルス指針」が求めるラインケア教育の内容

（厚生労働省，2015 をもとに作成）

・メンタルヘルスケアに関する事業場の方針
・職場でメンタルヘルスケアを行う意義
・ストレスおよびメンタルヘルスに関する基礎知識
・管理監督者の役割および心の健康問題に対する正しい態度
・職場環境等の評価および改善の方法
・労働者からの相談対応（話の聴き方，情報提供および助言の方法）
・心の健康問題により休業した者の職場復帰への支援の方法
・事業場内産業保健スタッフ等との連携およびこれを通じた事業場外資源との連携の方法
・セルフケアの方法
・事業場内の相談先および事業場外資源に関する情報
・健康情報を含む労働者の個人情報の保護等

表 1-10　事業場内産業保健スタッフ等に修得等の機会を提供されるべき事項

①メンタルヘルスケアに関する事業場の方針
②職場でメンタルヘルスケアを行う意義
③ストレス及びメンタルヘルスケアに関する基礎知識
④事業場内産業保健スタッフ等の役割及び心の健康問題に対する正しい態度
⑤職場環境等の評価及び改善の方法
⑥労働者からの相談対応（話の聴き方，情報提供及び助言の方法等）
⑦職場復帰及び職場適応の支援，指導の方法
⑧事業場外資源との連携（ネットワークの形成）の方法
⑨教育研修の方法
⑩事業場外資源の紹介及び利用勧奨の方法
⑪事業場の心の健康づくり計画及び体制づくりの方法
⑫セルフケアの方法
⑬ラインによるケアの方法
⑭事業場内の相談先及び事業場外資源に関する情報
⑮健康情報を含む労働者の個人情報の保護等

　教育内容に合った方法も，一方的な講義形式に加え，小グループによる討議，ロールプレイ，事例検討，シミュレーションゲーム形式などさまざまな工夫がなされてきました。DVD 視聴やイントラネットなどの手段によるものも多くなってきていますが，今後はさらにテレワークなどの新しい働き方に対応した

表 1-11 「心の健康問題により休業した労働者の職場復帰支援の手引き」の要点

(厚生労働省，2012 をもとに作成)

■制度，システムを構築し，運用する
・手順，使用する書面，役割分担（産業保健スタッフ等や人事労務管理部門）などを整理する
・試し出勤，クーリング期間などの導入を検討する
■職場復帰支援を休業開始から復職後フォローアップまでの期間ととらえる
・手引きでは，5 つのステップとして整理している
■職場で行うべき判断，対応を怠らない
・復職の可否，復職後の就業配慮（制限），受け入れ職場への目配りなど
■主治医等（外部資源）との連携を重視する
・本人の職務内容，復職を認めるための要件，休業などに関する社内制度を伝える
・リワーク・プログラムへの参加を協議する
■情報管理を適切に行う
・個人情報保護に配慮する

教育が求められるでしょう。

6）職場復帰支援

　上述の活動をいくら充実させても，メンタルヘルス不調の発生を完全に抑えることはできません。職場のストレス対策にはどうしても限界があります。また，労働者にとってのストレス要因は，仕事や職場に関連したものばかりではありません。ストレス脆弱性に関する個人差もあります。したがって，メンタルヘルス不調による休業者が出ることは，ある程度やむをえない面があります。しかし，メンタルヘルス不調では，休復職の繰り返し例や復職しても安定した勤務には至らない例が散見されます。それを少しでも改善するような取り組みが求められることになります。

　この活動のあり方については，厚生労働省から 2004 年に「心の健康問題により休業した労働者の職場復帰支援の手引き」（以下，「復職支援手引き」。2012 年改訂版）が公表されています（表 1-11）。「復職支援手引き」は，「メンタルヘルス指針」などとは異なり直接安衛法とは関連づけられていませんが，一定の考え方にもとづき手順を踏んで行われる支援は事業者責任や公平性を明確化する点で重要であり，多くの事業場で参考にされるべきでしょう。

　また，地域障害者職業センターや民間の精神科医療機関でのリワークプログ

ラムの利用者が増加し，利用者の間では症状の再燃や再休職の低減も報告されています。こうした外部資源の利用を取り込んだ支援制度の構築も求められます。

7）職場巡視

　職場巡視というと，一般的には粉じん，騒音，化学物質，重量物，暑熱・寒冷などの物理化学的環境を評価して必要な改善を求める活動が想定されます。しかし，職場（単位）全体の雰囲気，交流，緊張感など，事例となっている労働者の仕事ぶり，周囲とのコミュニケーション，表情などを観察することによって，メンタルヘルスに関しても有意義な情報を得ることができます。安衛法により，産業医は月１回（特定の条件のもとに，２か月に１回），衛生管理者は週１回の巡視が義務づけられています。看護職や心理職などについては，そうした義務づけはありませんが，これはそもそも選任義務がないためです。したがって，その意義を考慮すると，メンタルヘルス対策に関わる者は，職種に限らず，職場に実質的に入り込む活動を心がけるべきです。

　上記1）～7）の活動はそれぞれ独立したものですが，相乗効果をねらって関連づけながら進められるべきです。たとえば，個別相談や職場巡視で得られた情報を教育研修，職場環境等の改善に生かす，ストレスチェックの集団分析の結果をもとに職場巡視の注視点を絞り込むといった工夫を実践することにより，それぞれの活動がより効果的になります。

　活動全体の方向性を明確にし，個々の活動の水準向上を図りながらそれらを関連づけて相乗効果をねらう取り組みを，衛生委員会等での審議を経て，事業場全体で推進していくことが必要です。

　近年，健康経営が注目されています。従業員の健康を，生産性との関連からも重視し，企業の財産，資源としてとらえ，それに関する取り組みを経費（コスト）としてではなく，投資とみなす考え方です。プレゼンティズム（→第6章を参照）（presenteeism）は，その評価指標の中核ともいえるものです。産業保健活動は，生産性の向上を直接指向するものではありませんが，メンタルヘルス対策が継続的，安定的に実施されるためには，そうした面に目を向けることも望まれるところでしょう（→詳細は，第2章を参照）。

❸ 心の健康づくり専門スタッフの位置づけと 事業場内産業保健スタッフ等の活動

上述したように，「メンタルヘルス指針」では，精神科医，心療内科医，心理職は，「心の健康づくり専門スタッフ」としてその役割がまとめられています。事業場に在籍している場合には，事業場内産業保健スタッフと連携して，表1-12のような活動を行うこととされています。事業場内産業保健スタッフ，人事労務管理スタッフとともに，「事業場内産業保健スタッフ等」と称され，職場のメンタルヘルス対策の実務を推進する存在として位置づけられます。

また，事業場内産業保健スタッフ等によるケアの活動としては，「事業場内産業保健スタッフ等は，セルフケア及びラインによるケアが効果的に実施されるよう，労働者及び管理監督者に対する支援を行うとともに，心の健康づくり計画に基づく具体的なメンタルヘルスケアの実施に関する企画立案，メンタルヘルスに関する個人の健康情報の取扱い，事業場外資源とのネットワークの形成やその窓口となること等，心の健康づくり計画の実施に当たり，中心的な役割を果たすものである」と記されています。すなわち，対策の全般への関わりが求められていることになります。

さらに，これらが円滑に行われるために，事業者には事業場内産業保健スタッフ等に対して以下の措置が求められています。

①職務に応じた専門的な事項を含む教育研修，知識修得等の機会の提供を図ること（前述）。

②メンタルヘルスケアに関する方針を明示し，実施すべき事項を委嘱または指示すること。

③（事業場内産業保健スタッフ等が）労働者の自発的相談やストレスチェック

表1-12　心の健康づくり専門スタッフの主な役割

①教育研修の企画・実施
②職場環境等の評価と改善
③労働者および管理監督者からの専門的な相談対応等
④事業者への専門的立場からの助言（当該スタッフの専門による）

結果の通知を受けた労働者からの相談等を受けることができる制度および体制を, それぞれの事業場内の実態に応じて整えること。

④産業医等の助言, 指導等を得ながら事業場のメンタルヘルスケアの推進の実務を担当する事業場内メンタルヘルス推進担当者を, 事業場内産業保健スタッフ等のなかから選任するよう努めること。事業場内メンタルヘルス推進担当者としては, 衛生管理者等や常勤の保健師等から選任することが望ましいこと。ただし, 事業場内メンタルヘルス推進担当者は, 労働者のメンタルヘルスに関する個人情報を取り扱うことから, 労働者について解雇, 昇進または異動に関して直接の権限をもつ監督的地位にある者（以下「人事権を有する者」という）を選任することは適当でないこと。なお, ストレスチェック制度においては, ストレスチェックを受ける労働者について人事権を有する者は, ストレスチェックの実施の事務に従事してはならないこととされていることに留意すること。

　これらは, 事業場において, 効果的なメンタルヘルス対策が行われるための前提要件に含まれるでしょう。なお, 事業場内メンタルヘルス推進担当者を衛生管理者等や常勤の保健師等から選任することが望ましいとされたのは, 事業場内の諸事情に精通していることが適切なメンタルヘルス対策の推進にとって極めて重要であるためであると解されます。

❹ 内部 EAP のスタッフ

　事業場内で行うメンタルヘルス対策（事業場外資源に頼る部分は除く）を誰が担当するかについて, 主として3つの型が考えられます（図1-3）。

　第一に, 産業保健活動全般を行うスタッフがメンタルヘルス対策も担当する型（A）です。産業医や産業看護職が, メンタルヘルス領域の知識や技術を修得して対応にあたるのが, この一般的な形といえます。非常勤で心の健康づくり専門スタッフが勤務している事業場でも, その活動が当該産業保健職の活動の助力に終始し独立性に乏しければ, この型に入れることが可能です。

　第二に, ほかの産業保健活動を行うスタッフとは別のチームが編成され, メ

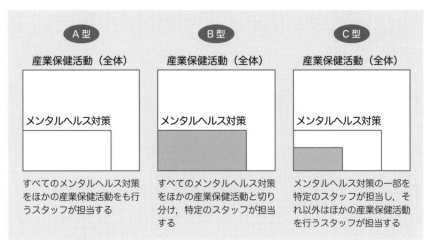

図 1-3　内部 EAP の主な型

ンタルヘルス対策に特化した取り組み全体を担当する型(B)です。多くの場合,
このチームの核は,常勤の心の健康づくり専門スタッフです。

　第三に,メンタルヘルス対策の一部(たとえば,個別相談)のみを担当する
チームが編成され,それ以外のメンタルヘルス対策についてはほかの産業保健
活動を行うスタッフが担う型(C)もあります。出務頻度の低い非常勤の心の
健康づくり専門スタッフがいる事業場では,この型が多くみられます。C 型の
亜型として,メンタルヘルス対策全般をほかの産業保健活動の実施者とは異な
るスタッフが行い,その一部をさらに異なるスタッフが担当する(三重構造と
もいえましょうか)ものも考えられます。

　EAP は産業保健の枠外の活動(たとえば,家庭問題への助言)を含むこと
もありますが,その場合は,直接産業保健活動を担っていない者がそれを担当
する B 型あるいは C 型に該当する例が多いでしょう。

　メンタルヘルス指針が選任することをすすめている事業場内メンタルヘルス
推進担当者は,一般的には B 型では EAP スタッフが,C 型では職場にいる時
間が長い,EAP スタッフ以外の者が選任されることになります。

　A〜C 型のうち,どの型が望ましいかについては,一概にはいえません。業種,
事業場規模,産業保健スタッフおよび心の健康づくりスタッフの充足度,活動

水準, 人事管理部署等との連携の程度, ほかの産業保健活動の状況, EAP スタッフの技術水準などによって異なります。

他方で, いずれの型にも共通する内部 EAP の特徴として, 以下の点が挙げられます。

①スタッフが日ごろから職場の現状を詳細に把握できる

事業場外資源の関係者と異なり, 職場 (現場) に近い存在であることから, 事業場の諸制度の詳細, ストレス因子, 水面下も含め生じている問題などを詳細に把握することができる立場にあります。また, 自ら EAP の活動に関する評価も的確に行うことができ, 軌道修正や見直しが容易です。

②スタッフが随時現場の関係者と円滑に連携できる

①と同じ理由から, 問題解決に向けてより効率的で適切な連携先 (部署, 個人) を特定でき, 活動を進めることが可能となります。連携そのものも速やかに進みやすいといえます。逆に, 関係がこじれた場合は, 修復に時間を要する面もあります。

③職場のさまざまな情報の活用が容易である

あらかじめ入手可能な情報およびその情報源を理解しているため, 必要な情報の収集が容易であり, 情報間の関連づけも的確に行うことができます。1つの活動が困難になった場合, それをほかの活動で補うといった工夫が臨機応変に行いやすいでしょう。

④仕事以外の事項を直接扱うことが困難である場合が少なくない

労働者の健康に影響を及ぼす因子のうち, スタッフが把握できる仕事外の事項は限られており, 少ない情報からそこへの働きかけを行おうとするとよい結果を招かないおそれがあります。また, 事業場内産業保健スタッフが仕事以外の事項を詮索するのはあまり望ましくないという見方もあります。

①~③は, 内部 EAP の長所であり, これらが希薄であるとスタッフの存在意義が乏しいとさえいえます。

高い水準の活動を実現するうえでの各型の優位性 (逆にみると, それを確保するため担当スタッフに工夫が求められる要件) を表 1-13 にまとめました。メンタルヘルス対策が産業保健活動の一部である以上, ほかの産業保健活動との関連づけを行い, それらとの優先順位をつけ, 経費やかける時間のバランス

表 1-13　各型間の優位性の比較

	A 型	B 型	C 型
ほかの産業保健活動との関連づけ，優先順位を決めること，バランスをとることが容易	◎		○
メンタルヘルス対策内の活動の関連づけ，優先順位を決めること，バランスをとることが容易	○	◎	
メンタルヘルス対策全体の計画の策定が行いやすい	○	○	
メンタルヘルス対策が特殊な活動であるという受け止められ方を回避しやすい	○		
個々の活動の水準を高めやすい		◎	○
精神医療に関する情報を得やすい		◎	○
メンタルヘルス対策の質についての安心感を与えやすい		◎	◎

をとることが求められます。また，メンタルヘルス対策を推進するうえで，事業場内のさまざまな情報をバランスよく収集することも重要となります。これらの面で，A 型はほかの型に対して優位性をもちうるといえます。B 型，C 型は，その劣位を補うために，ほかの産業保健活動を行うスタッフとの連携を深める必要があります。他方，A 型は，産業保健活動全般について専門的な知識や技術が求められることから，B 型，C 型に比べ，メンタルヘルス領域のそれが不十分になりやすいかもしれません。また，B 型や C 型のほうが周囲から「メンタルヘルスの専門家」というみられ方をされやすく，それを活動に生かしやすいという面も考えられます。ただ，産業保健活動としてのメンタルヘルス対策には精緻な診断や治療は通常含まれないことから，A 型であっても，活動の枠組みを明確にし，外部資源をうまく活用すれば十分な水準の活動を維持できるはずです。いずれにしても，それぞれの型の強みと課題を踏まえたうえで，よりよい活動を模索することが望まれます。

　また，多くの事業所を有する企業では，本社など中核機能をもつ事業所に，EAP スタッフの全員あるいは一部を置き，すべての，あるいは複数の事業所の活動を担当させているところもあります。その場合の活動は，事業所の産業保健スタッフと連携している例と，そうでない（事業所の産業保健活動とはあまり連動していない）例があります。後者は，企業としては内部のスタッフの活動ですが，現場との距離感は事業場内産業保健スタッフのそれよりは遠くなりがちで，事業所側からみると，内部 EAP と外部 EAP の中間のように感じ

られることさえあるでしょう。

❺ メンタルヘルス対策および内部 EAP の評価

(1) 事業場の形態・業種と内部 EAP

　ここまで述べてきたように，職場のメンタルヘルス対策のあり方は，大枠は「メンタルヘルス指針」によって示されていますが，具体的に効果の高い活動を行うためには，事業場の特徴を踏まえた体制の整備，活動の関連づけなどが行われる必要があります。

　同程度の規模の企業であっても，少数の大規模事業場を中心に構成されている場合と多くの小規模事業場を有する場合（小規模分散型）とでは，産業保健体制や産業保健活動の展開の仕方が大きく異なることは自明であり，メンタルヘルス対策についても同様です。前者では大規模事業場ごとに専門性の高いスタッフを配置することが可能ですが，後者では，上述したように，たとえば本社などの中核事業場にそうしたスタッフを集約し，そこから各事業場に彼らを派遣する形の活動を行うのが現実的かもしれません。したがって，内部 EAP についても，事業場の形態によって望ましい内容は異なると考えられます。

　業種の違いも考慮される必要があります。企業が提供するサービスや商品によっては，当該企業の社会的責任において，その安全性（たとえば，運輸業），衛生面（たとえば，食品加工業）が重視され，その観点からメンタルヘルス対策のあり方を検討しなければなりません。出張が多い業種，時差をともなう海外出張が多い業種などでは，その集団への対応も検討する必要があります。

(2) メンタルヘルス対策および内部 EAP の評価

　内部 EAP を評価する前提として，職場のメンタルヘルス対策全体およびそれを支える組織体制が一定水準を満たしていることが確認される必要があります。その評価には，「メンタルヘルス指針」の概要が指標となるでしょう。具体的には，第 2 節第 2 項の 1）～ 7）の取り組みが，どのくらい実施されるべき事項として取り上げられているか，関連づけて推進されるような体制が整備されているかが問われます（表 1-14）。これらが不十分である場合，内部 EAP

表1-14　評価の対象となる主なメンタルヘルス対策

- ・職場環境の評価と改善に関する活動
- ・個別相談
- ・健康診断
- ・ストレスチェック制度
- ・教育研修
- ・職場復帰支援
- ・職場巡視
- ・上記の活動の効果的な関連づけ

の評価は高くなりません。活動の基盤が脆弱な状態で，計画的継続的な活動が可能になるとは期待できないからです。

①全社的な対策，体制

　まず，経営層がメンタルヘルスに対してどの程度の問題意識を有し，それが組織全体でどのくらい共有できているかが評価対象となります。後者が脆弱であると，経営層が入れ替わったような場合に，活動が大きな影響を受けることがあります。

　1つの企業（事業体）が1つの事業所しかもたないところでは，その事業所の対策，体制を整備すればよいのですが，複数の事業所がある企業では，全体と個々の事業所の両方を望ましいものにする必要があります。全社的にいくら優れた対策を打ち出して体制を整えても，事業所がそれに沿った方向を指向せずまったく異なった活動を行うようでは，よい成果が期待しにくいでしょう。逆に，個々の事業所で魅力のある計画が策定されても，企業として統一感に欠け取り組みの足並みがそろわないと，事業所間での不公平感が高まったり人事異動にともなう問題への対処などが困難になったりしかねません。

　多くの事業場を有する大企業の場合は，事業場によって産業保健活動の内容が異なることが少なくありません。企業として，全社的な活動方針のもとに，各事業場の特徴に沿った取り組みを進めていく必要があります。研究開発が主体の事業場とライン作業が多くを占める工場とでは，メンタルヘルス対策においても重視すべき活動が異なる面があります。そのような例では，メンタルヘルス対策，内部 EAP の評価を行うにあたって企業単位だけでなく事業場単位

の活動にも目を向けないと，評価の結果と実際の効果との間に乖離が生じてしまう可能性があります。

　したがって，全社的な計画のもとに各事業所に合った体制が検討され，統一感のある活動が行われる状況にあり，それを内部 EAP スタッフが理解していることが 1 つの評価指標になるでしょう。

　内部 EAP スタッフと連携すべき部署との関係性も重要です。独立性を保ちながら，随時連携できる形がとられるべきです。健康管理部門が人事部の一部に位置づけられているところも少なくありませんが，その場合には何らかの形で，活動の自律性や健康情報の保護が保証されるような仕組みとその周知が求められます。

　活動計画については，組織の方針に沿ったものであるか，ほかの産業保健活動との関係が著しくバランスを欠いたものになっていないか，それらとの間に矛盾が生じていないかを見定める必要があります。

　目標の設定は現実的なものにします。中長期的な目標と単年度の目標の双方を立てるとよいでしょう。目標は，不慮の問題が発生した際に軌道修正ができるようにしておくことも大切です。また，年度ごとに活動全体としての目標と，個々の活動の達成目標の双方をつくります。

　前年あるいは過去数年の活動評価をもとにした年間計画の策定を行い，当該年度の評価時期，評価方法もあらかじめ決めて，PDCA サイクルを回す形を整備することが肝要です。

　活動の関連づけに関しては，表 1-15 に示したような取り組みを検討することが望まれます。個々の EAP スタッフの工夫だけではなく，こうした関連づけを関係者が共通して意識し，実行できるようにすべきです。

　事業場外資源（外部 EAP を含む）を活用した取り組みを実施している事業場では，内部スタッフによる活動との切り分けが，内部スタッフの充足度，専門性，事業場外資源の活用しやすさなどの点から適切な理由づけのもとに行われていることが重要となります。

②個々の EAP スタッフの活動

　内部 EAP 活動として行うことになっている業務が，EAP スタッフに質・量ともに適切に割り振られている必要があります。複数の EAP スタッフがいる

表 1-15　メンタルヘルス対策における活動の関連づけの例

- ・職場環境改善に向けた計画を，ストレスチェックの集団分析，健康診断，職場巡視の結果を総合的に評価して策定する
- ・職場復帰支援の過程で明らかになった上司の部下への対応の問題点について，管理監督者教育のなかで注意喚起する
- ・ストレスチェック後の高ストレス者に対する面接指導において目立ったセルフケア上の課題（たとえば，仕事の優先順位のつけ方，周囲への相談の仕方）をセルフケア教育（小集団教育）で取り上げる
- ・複数の個別相談によって疑われた職場のコミュニケーションの問題を職場巡視時に確認する

ところでは得手不得手にもとづいた役割分担も重視すべきですが，日ごろの連携のため，そしてスタッフの一人が長期に不在となった場合などに，ほかのスタッフがその業務を手分けして継続できるようにするため，それぞれの業務に関してある程度の相互理解をしておくことが求められます。

　また，図 1-3 の B 型，C 型の場合には，メンタルヘルス対策を担当しない産業保健スタッフの活動についても知っておくべきです。

　EAP スタッフの業務水準に関しては，定期的に（少なくとも 1 年に 1 回）あらかじめ定められた基準によって評価を行うことが望まれます。産業保健スタッフについては，ある種特殊な専門職として職務評価が行われてこなかった企業も少なくないのが現状です。しかし，何であれ活動の成果をあげるために，それに関与しているスタッフの評価を行うのは当然のことです。評価基準は，産業保健スタッフと人事労務管理部署の協働で作成するのがよいでしょう。

③ EAP スタッフの業務水準の向上

　メンタルヘルス対策に従事する者には一定の教育を受ける機会が与えられるべきです。EAP スタッフは，上述した事業場内産業保健スタッフへの情報提供内容（表 1-10）の修得に加え，担当業務の質の向上を図るための自助努力を怠らないよう努めなければなりません。カンファレンスの開催などによる EAP スタッフ間，ほかの産業保健スタッフ等との情報交換を通じ，自らの活動の方向性，範囲などが妥当であるかを随時確認することも重要です。

第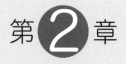章

健康経営を支えるEAP

阿久津　聡

徳永麻子

❶ 健康経営を支える EAP とは

　本章では，産業保健体制と健康経営の共通点と相違点を明らかにしながら，健康経営の実践において EAP が担う役割について述べていきます。まず本節では，EAP の始まりと日本における EAP の役割について取り上げます。次節では，EAP と並んで本章の議論の核となる健康経営とはどのようなものなのかを明らかにします。そのうえで，第 3 節で健康経営における EAP の役割を検討します。最後に補論として，第 4 節で健康経営のコロナ禍における課題と EAP への期待について考えます。

　国際 EAP 協会によれば，EAP とは，組織とそこで働く人たちに対して，組織の戦略的課題から社員やその家族の個人的な問題まで広い範囲の課題に対する解決支援策を提供するものとされています。前章で述べられている通り，EAP の構造や運営は職場ごとに異なるものの，それを特徴づける共通項として，職場の生産性および健全な運営の維持・向上と組織の事業ニーズに応えるものであること，そして人間行動とメンタルヘルス（心の健康）に関する専門的知識を通じたものであることが挙げられています（国際 EAP 協会，2013）。

　EAP の前身は，1940 年代の米国で従業員のアルコールや薬物依存症などの問題を組織的に解決するために一部の先進企業が導入したプログラムでした（Masi, 2011）。その後，内容的にも発展し，1970 年代になると EAP という言葉が使われはじめました。

　現在では，組織とそこで働く個人やその家族がもつ課題を解決するために幅広いサービスを提供している EAP ですが，その中心は従業員のメンタルヘルスの保持増進のサポートです。日本では，企業のメンタルヘルス対策を支援する外部サービスとして EAP が発展してきた経緯があり（丸山，2011），結果としてメンタルヘルス対策のためのサービスしか提供していない EAP 機関が現在でもほとんどです。

　わが国において，EAP 機関が企業の効果的な健康経営の実現のために，いかに貢献しうるのかを検討するうえで，日本における EAP の特徴や現状を理解し，その強みを最大限に生かしたあり方を探るべきでしょう。健康経営が提唱される以前から，EAP は企業の産業保健体制を支える重要な役割を担っ

てきました。

❷ 健康経営とは何か

　本節では，特に産業保健体制との関係を明らかにすることによって，健康経営とはどのようなものなのかを，その経営手法としての特徴に焦点を当てながらみていきます。

(1) 産業保健体制と健康経営

　まず，産業保健は一般的に，「労働者の健康保持増進を目的として，作業環境や作業方法の改善を図ったり，労働者の健康管理を行ったりする活動」（森，2011）ととらえられてきました。森（2011）によると，国際労働機構（ILO）と世界保健機関（WHO）の合同委員会が 1995 年に産業保健の目的をまとめていて，産業保健が目指すのは，①労働者の健康と作業能力の維持・増進，②安全と健康をもたらすような作業環境の作業の改善，③作業における健康と安全を支援し，それによってよい社会的雰囲気づくりと円滑な作業行動を促進し，事業の生産性を高める方向に作業組織と作業文化を発展させること，となっています。

　企業の産業保健活動を政府として牽引・支援してきたのは厚生労働省であり，そのよりどころとなる法律は，工場労働者の保護を目的とした工場法に始まり，労働基準法，労働災害防止団体等に関する法律，そして労働安全衛生法と時代の要請に応じて進化発展してきました（阿久津，2021）。その内容はもとより，法制度的基盤や担当省庁からみても，産業保健活動の目的はあくまで労働安全衛生を担保することであることがわかります。

　一方，健康経営は，産業保健活動を土台としながらも，法令遵守を超えた経営的視点を特徴としています。特定非営利活動法人健康経営研究会による健康経営の定義，「企業が従業員の健康に配慮することによって，経営面においても大きな成果が期待できるとの基盤に立って，健康管理を経営的視点から考え，戦略的に実践すること」は，そのことを明確に示しています。厚生労働省と連携しているとはいえ，政府において健康経営を主導しているのは経済産業省です。それまでの産業保健で労働安全衛生に向けられていた焦点が，健康経営で

は経営的視点に広げられたことがうかがえます。経済産業省は 2014 年度から「健康経営銘柄」の選定を始め，2016 年度には「健康経営優良法人認定制度」を創設しています。経済産業省のこうした健康経営に対する各種顕彰制度等の取り組みは，「企業理念に基づき，従業員等への健康投資を行うことは，従業員の活力向上や生産性の向上等の組織の活性化をもたらし，結果的に業績向上や株価向上につながる」（経済産業省，2021）との期待にもとづいたものです。

　このように，健康経営は産業保健の延長線上にあり，両者に共通点が多いことはいうまでもありませんが，健康経営は経営的視点から従業員の健康への投資に対するリターンがしっかり見込めることが前提になっており，法令遵守を超えて高いリターンをねらう積極的な投資というとらえ方が，既存の産業保健とは異なります。実際のところ，責務としての「守りの産業保健活動」と企業理念[注1]の実現によって高収益を目指す積極的な意志としての「攻めの健康経営」

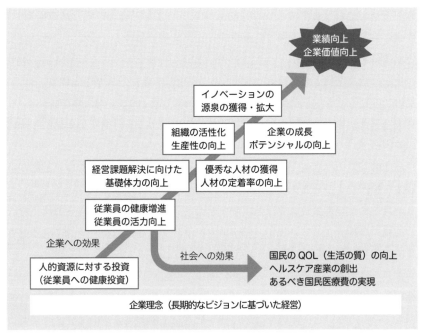

図 2-1　経済産業省による健康投資のイメージ図（経済産業省ヘルスケア産業課, 2020）

には少なからぬギャップがあり，まだ多くの企業は前者の状況に留まっているものと考えられます。積極的な経営者の意志として推進される健康経営とは，企業のミッション（存在意義），価値観，ビジョンからなる企業理念にもとづいて持続的に価値を創造して社会に貢献すると同時に，企業理念を踏まえた従業員の健康増進および活力向上を行うものです（阿久津，2021）。経済産業省が掲げた健康投資のイメージ図（図2-1）に描かれている健康経営も，こうした積極的な経営者の意志にもとづくことを前提にしていると考えられるでしょう。

　健康経営への取り組みが産業界で活発化した背景には，2015年に国連総会で採択されたSDGs（持続可能な開発目標）に代表される，社会全体としての持続可能性への取り組みがあります。持続可能性を重視するグローバルな社会の流れは，ESG投資などを通じて直接的に投資家に訴えかけるだけでなく，株主をはじめ顧客や各種コミュニティ，取引先や従業員なども含んだ，より広いステークホルダーを意識した経営への移行にも寄与してきました。こうした流れのなかで，企業の企業理念も広くさまざまなステークホルダーに支持されるものでなければならなくなり，たとえば，株主資本主義からステークホルダー資本主義への移行がダボス会議などで議論されました。同時に，企業のミッションもターゲット顧客に焦点を当てたものでは不十分で，SDGsやESG投資を意識するなど，多様なステークホルダーに広く受け入れられるものであることが期待されつつあります。最近では，そうした点を強調したミッションを，特に「パーパス（purpose，目的などの意で存在理由として掲げられることが多い）」という言葉でも表現するようになりました。そうしたなか，企業にとって，最も重要な資産である人財を持続可能とすべく，仕事と健康を両立させ相乗効果をもたらす経営手法として，健康経営が注目されるに至ったものと考えられます。健康経営のこうした背景からも，それが産業保健体制とは異なり，新しい経営手法として動機づけられたものであることがうかがい知れます。

(2) 健康経営の現状

　新井・玄場（2019）が2017年末に実施した，東京証券取引所第一上場法人1,873社から33業種1,000社を抽出し，「健康経営」や従業員の健康管理，健康増進

の推進者や責任者を対象とした調査によれば，健康経営の投資効果として「生産性の向上」「イメージアップ」「リクルート効果（応募者数増）」が認められましたが，「イメージアップ」が十分でないとほかの 2 つの効果も認められませんでした。さらに，彼らのデータからは「モチベーションアップ」や「リクルート効果（離職率減）」には，健康経営の効果が認められず，「医療コストの削減」もより長期的な効果として今後期待されるとしたものの，分析時点では認められませんでした。新井・玄場（2019）の分析結果は，健康経営に取り組んでから長い企業でも 5 年程度という段階でのデータにもとづくものですが，そうした比較的短期間にも投資効果が得られる条件として「イメージアップ」が特定されていることは，重要かつ興味深いものです。

　確かに健康経営への取り組みを企業のイメージアップにつなげるには，健康経営の取り組みが従業員の健康増進という実質的な成果を出していることはもちろん，それが突出した優良事例であるなどの理由でニュース価値があり，そのことをうまく対外的に発信することができなければならないと考えられます。イメージアップの効果として就職希望者が増えるという因果関係はわかりやすいですが，生産性の向上については逆の因果関係のほうが自然でしょう。ただし，健康経営に限らず，何らかの理由で優良企業として外部から評価されることによって，それに関連する活動に対する内部のモチベーションがアップしたり，職場評価の向上を介して離職率減につながったりするという因果関係モデルはマーケティング・コミュニケーションの分野では決して珍しいものではありません（阿久津・勝村，2016 などを参照）。いずれにせよ，調査対象となる企業数が増え，健康経営への取り組み年数の平均値がある程度高くなってからでないと，こうした効果の定量的な検証は難しいでしょう。

　新井・玄場（2019）の調査結果にはもう 1 つ興味深い点があります。それは，調査対象となった企業は元々医療コスト削減や労働安全・産業衛生を健康経営の目標として掲げており，イメージアップやリクルート効果は当初目標として設定していなかったということです。にもかかわらず，実感としては目標としていなかった後者のほうが高い効果が感じられたという「意外な」結果になったといいます。健康経営に取り組む日本企業の多くが，当初から医療コスト削減や労働安全・産業衛生を目標に掲げていたのは，健康経営が産業保健活動の

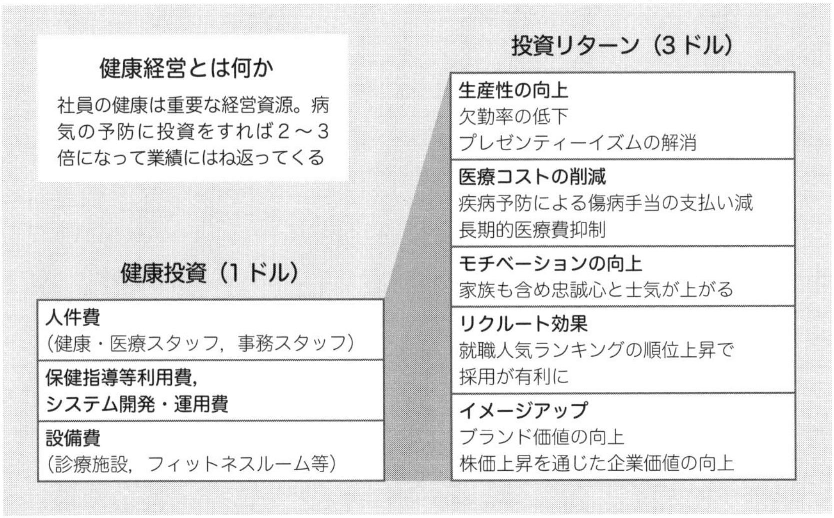

図 2-2　健康経営とは何か　(ケーラム・千葉, 2011)

健康経営とは何か

社員の健康は重要な経営資源。病気の予防に投資をすれば2～3倍になって業績にはね返ってくる

健康投資（1ドル）

人件費 （健康・医療スタッフ，事務スタッフ）
保健指導等利用費， システム開発・運用費
設備費 （診療施設，フィットネスルーム等）

投資リターン（3ドル）

生産性の向上 欠勤率の低下 プレゼンティーイズムの解消
医療コストの削減 疾病予防による傷病手当の支払い減 長期的医療費抑制
モチベーションの向上 家族も含め忠誠心と士気が上がる
リクルート効果 就職人気ランキングの順位上昇で 採用が有利に
イメージアップ ブランド価値の向上 株価上昇を通じた企業価値の向上

延長として取り組まれたという背景を考えればごく自然なことです。調査対象者が健康経営や従業員の健康管理，健康増進の推進者や責任者ということからも，担当者が比較的早いタイミングで「生産性の向上」を実感したのも，それなりにしっかりとした産業保健体制の基盤のうえで健康経営への取り組みが行われたからだろうと推察されます。

　また一方で，イメージアップやリクルート効果は当初は目標として設定されていなかったことは，彼らが経営手法として健康経営をとらえていなかったことの証左であり，ことさら驚くべきことではありません。しかしながら，健康経営に取り組んでいる日本企業のこうした状況は，『ニューズウィーク　日本版』の「儲かる『健康経営』最前線」（ケーラム・千葉, 2011）という特集でベストプラクティスとして取り上げられ，新井・玄場（2019）が調査内容を検討する際に参考にしたジョンソン・エンド・ジョンソングループとは対照的です。ジョンソン・エンド・ジョンソングループは，当初から目標として「生産性の向上」「医療コストの削減」「モチベーションの向上」「リクルート効果」「イメージアップ」の5項目を掲げており，そのすべてに効果を出しています（図2-2）。経済産業省も健康経営の普及資料にジョンソン・エンド・ジョンソング

ループの事例を使っており，健康経営をしっかり実践すればこうした結果が得られることを示唆しています。

(3) 健康経営の展望

　前項の健康経営の現状についての考察を踏まえ，健康経営をしっかり実践するための要素についてもう少し具体的にいうならば，①強固な産業保健体制の基盤のうえに，②経営者自らが従業員の健康にコミットし，③企業理念に健康経営の内容を反映・明示して組織内外に本気で宣言し，④全社推進プロジェクトなどを通して全社的に取り組んで，⑤健康経営の文化・制度を定着させ経営を推進する，ということになります。図 2-3 に示したように，②から③にかけてのプロセスを経て，これまでの産業保健体制が経営手法としての健康経営に移行し，④から⑤にかけてのプロセスを経て健康経営体制ステージへ移行することになります。その際，組織外部からの評価向上と組織内部の意識向上をダイナミックに相互作用させることが重要になり，経営者のリーダーシップのも

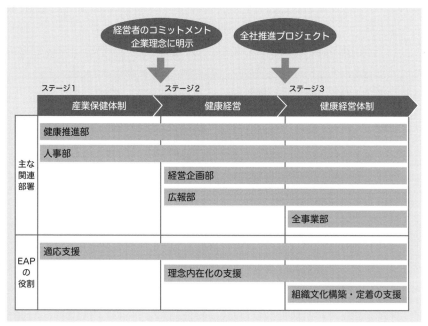

図 2-3　産業保健体制から健康経営体制へのステージ

と，組織のなかで産業保健体制を支えてきた健康推進部と人事部に加えて，経営企画部や広報部などが協力して，健康経営の効果を組織の内外へ波及させていく必要があります注2。

　健康経営を実践するにあたり，具体的にどのような取り組みと効果が考えられるでしょうか。その疑問に答えるのが，2020年6月に経済産業省が企業における健康経営の取り組みをさらに促進することを目的に，健康経営の最前線で活躍する専門家と実践者を集めて策定した「健康投資管理会計ガイドライン」（以下，ガイドライン）です。ガイドラインは，健康経営を形成するさまざまな要素を可能な限り網羅的に取り上げ，それらの考え方と関係性を包括的に示しています。健康投資管理会計は，「健康投資」，「健康投資効果」，「健康資源」，「企業価値」，「社会的価値」の5つの要素から構成され，これらは「企業等の経営課題・目指すべき姿」との結びつきを示す「健康経営戦略」によって一元的に管理されるものととらえられています。ガイドラインでは，1つひとつの要素の考え方について丁寧な解説がなされており，健康経営の取り組みの評価や効果測定を管理会計的に把握し，運営していく際に極めて有用です。

　しかし一方で，「健康経営戦略」が基盤とする「経営理念」が「経営者・経営層が健康経営に取り組む思い」と説明されており，「経営理念」の内容として問題とされているのは，健康経営へのコミットメントがどれだけ反映されているかということに限定されています。また，「健康経営戦略」の内容も，「健康経営によって解決したい経営課題」を特定し，「その経営課題解決につながる従業員等の健康課題」を把握したうえで，解決の道筋としての計画を立案することととらえられており（ガイドライン，6頁），そこで具体的な「健康経営によって解決したい経営課題・目指すべき姿」として想定されているのは，具体例として挙げられている「個人のパフォーマンスの向上」のような，「経営理念」の具体的な内容に依存しない極めて一般的なものです。

(4) 経営課題と健康課題の関係性

　ガイドラインでは，経営課題と健康課題の関係性について以下のように述べています（経済産業省，2020）。

【解説 19】　経営課題と健康課題の関係性について

健康経営とは従業員等の健康管理を経営的視点で考え，戦略的に実践することである。つまり，健康経営では経営課題と従業員等の健康課題を別々に独立した管理とするのではなく，統合的に管理することがポイントとなる。各社の健康経営戦略の作成においては，従業員等の健康課題を経営課題の解決につながる下位の課題として位置付ける場合（例えば，解説 20）や従業員等の健康課題を経営課題そのものとして同列に位置付ける場合があると考えられる。いずれの場合も経営課題と従業員等の健康課題をつなげて考え，統合的に管理することが健康経営として必要かつ重要であることを強調したい。

　ここにある①「従業員等の健康課題を健康課題の解決につながる下位の課題として位置付ける場合」の例として【解説 20】で挙げられているのが「個人のパフォーマンスの向上」であり，その解決策としての健康投資としては，「食事セミナーの実施」，「生活習慣改善に関するメール配信」，そして「営業支援システムの導入」の 3 つが例として挙げられています。一方で，②「従業員等の健康課題を経営課題そのものとして同列に位置付ける場合」については，残念ながら例示や追加の解説は一切ありません。その理由として，まだ十分な実証研究が積み上げられていないことが考えられますが，いずれにせよ，ガイドラインから想起される健康経営の建付けは主に①の場合であり，そこで想定されているのは，「従業等の健康課題を解決することは経営課題の解決につながる」という関係性です。

　しかしながら筆者らは，②の場合が想定する相互的な関係性も一般的に成立するものと考え，実証的なエビデンスも集めてきました。相互的な関係性が成立するためには，「従業員等の健康課題を解決することは経営課題の解決につながる」という関係性だけでなく，その逆，つまり「経営課題を解決することは従業員等の健康課題の解決につながる」という関係性が成立する必要があります。筆者らは以下のロジックから，それが一般的に成立するものだと考えます。すなわち，どんな企業でも経営課題の大元にあるのは企業理念の実現であり，それを持続的かつ有効に実践していくためには従業員等が企業理念を内在

化し，共感・共鳴していることが不可欠です。そして，企業理念は（ガイドラインでも挙げられている）無形の環境健康資源であり，従業員等によって内在化されることにより，人的健康資源にもなるものです。したがって，企業理念への共感・共鳴は従業員等の健康保持・増進につながります。

人生において「仕事」や「働くということ」はいかなる職業であろうとも極めて大きな要素です。少々哲学的な話になってしまいますが，健康経営のあるべき姿を考えるうえで，私たちが生きている意味や人生の意義といったことに思いをはせる必要がどうしても出てくるように思います。現代の働く人たちの多くは，健康になるために生きているわけでも働いているわけでもありません。意味ある充実した人生を送るため，生き生きとやりがいをもって働くために健康でありたいと考えているのではないでしょうか。マズローの欲求5段階説[注3]（Maslow, 1969）やハーズバーグの二要因理論[注4]（Herzberg & Frederick, 1964），マクレガーのX理論Y理論[注5]（McGregor, 1960）といった古典的な動機づけ理論も，共通してそのことを示唆しています。特に企業が目指す健康経営においてその目的と手段を逆転させると本末転倒となり，健康投資ばかりしていっこうに投資効果が得られない，担当者のかけ声ばかりで従業員等からの参加がいっこうに進まないといった事態が起こることが容易に想像されます。

自分の仕事に意義を見出したり所属する企業や職場に誇りを感じたりすることが，やりがいをもって生き生きと働くことにつながることは，最近の研究結果からも支持されています。そうした相互的な関係性が成立することを考慮し，さらに組織の内外への普及を仕組み化することを念頭に，経営手法としての健康経営の1つのあり方として，筆者らは健康経営を企業ブランディングの枠組みで実践する「健康経営ブランディング」を提案・提唱しています（図2-4）。「健康経営ブランディング」モデルの構造およびそれが機能する仕組みについては阿久津（2021）で詳しく解説しているのでここではコラム①で簡単に紹介するに留めますが，興味のある方はぜひ元論文を参照してください。

コラム ① 健康経営ブランディング

健康経営を動機づける時代の要請に鑑みて，筆者らは健康経営を「産業保健体制の基盤に立ち，経営理念を基軸にそれを発展させた，持続可能な経

営手法」ととらえています。そしてそれが目指すべきは，「経営理念を従業員個々人の価値観と共感・共鳴させることによって企業の成長と従業員の心身の健康の両立を推進すること」にあるのではないかと考えています。阿久津（2021）は健康経営を「産業保健の基盤に立って，経営理念の浸透と実現を通して従業員のワーク・エンゲイジメントを向上させ，その結果としてパフォーマンスの向上と従業員の健康保持・増進を同時に実現する経営手法」としてモデル化していますが，そこでは産業保健活動の基盤があることを前提に，企業組織の経営理念と従業員個人の価値観が仕事への関わり（ワーク・エンゲイジメント）を通じて動的に相互作用して組織のパフォーマンス向上と個人の健康増進が同時に達成される仕組みが理論化されています（図2-4）。

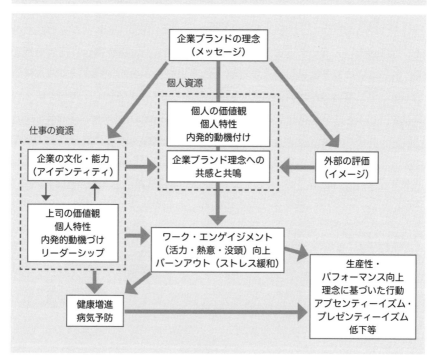

図 2-4　健康経営ブランディングの仕組み（阿久津，2021）

❸ 健康経営における EAP の役割

　これまでも，「人間の行動や精神的健康に関する専門的な知識やその応用を通じて，職場の生産性や健全な機能を改善および維持するために特別に開発された一連のプロフェッショナルサービス」（国際 EAP 協会日本支部）として企業の産業保健と従業員の心身の健康を支えてきた EAP は，図 2-3 からも明らかなように，健康経営を推進していくうえでもおよそ必要不可欠な手段となります[注6]。従来の産業保健の枠組みのなかでの EAP の役割の中心は，従業員の生活習慣病への対応支援とその予防として食習慣や運動習慣，喫煙や飲酒といった背景問題の解決支援であり，それとも密接に関連しながらさらに広い問題背景を抱えるメンタルヘルス問題の解決支援でした。こうした従業員の健康課題は企業の経営課題解決のための妨げになり，前者の解決が後者の解決につながることは本稿でもすでにみてきた通りです。本節では具体例を紹介しながら，図 2-3 にある 3 つのステージに分けて EAP の役割を確認し，ステージごとにそれがどのように進展するのかを具体的にみていきます。まずは産業保健体制下での EAP の役割の振り返りから始めましょう。

（1）産業保健体制下での「適応支援」

　コラム②は，産業保健体制における典型的な EAP の役割を事例で紹介したものです。このステージにおける EAP の主な役割は，従業員の職場適応の支援です。この事例では，従業員のアルコール依存症やそれにともなう生活習慣病の予防，さらにはそれがもたらすパワーハラスメントと部下のメンタルヘルスの問題について，EAP での経験や専門知識を生かし，従業員の声に耳を傾けながら，職場を理解してメディカルな支援と個人の生産性が落ちないよう計画を一緒に立てる支援をしています。この事例のように，ストレス，問題行動，生活習慣病，メンタルヘルス問題等が互いに複雑に絡み合っていることは珍しくありません。特にそうした場合は，しっかりした産業保健体制下で EAP による丁寧で専門的な支援があって，はじめて解決に至ることが多くあります。

43

コラム ② 産業保健体制における EAP の役割（ステージ 1 の事例）

人事担当者が現場の気づきにより EAP をうまく活用した問題

　営業部署で上司（課長）の厳しい指導が原因で，部下である社員（一般社員）がうつ病となり休職することとなりました。休職中の社員に対しては，EAP で直接どんな対応をしたらよいかアドバイスや休職・職場復帰の対応の支援依頼をしています。社内経営陣に報告したところ休職者を減らすような体制を考えるようにとの指示を受けました。

　人事担当者としては同様な事態を防ぐためには，休職する前に打ち手を考えるべきと思いますが，以前同様のケースがあった際に上司の立場の人に指導を試みたもののうまくいかなかった経験があり，上司へのコーチング指導が有効なのか疑問を感じています。また，職場復帰を目指している社員の体調や復帰後の部署配置についても継続的なフォローが必要となるため，さらなる業務負荷を感じています。

●人事担当者による EAP 活用

　事例がパワーハラスメントであったため，人事担当者は現場で上司と相談者双方に対して中立的に現場での聞き取りを行いました。ハラスメントが起こる原因として，上司については仕事上の行動を言語化して表現できないことから感情的に怒りが表出されてしまうことがわかりました。怒りの表出にはアルコール，脳梗塞などさまざまな要因がありますが，数分たっても怒りが沈静化しない症状などからメディカルな支援の必要性を感じた人事担当者は早い段階で EAP 担当者へ相談しました。

●その後の経過

　いち早く人事担当者が気づき EAP 活用がされた結果，人事担当者と EAP 担当者の間でも現場の仕事を理解して休職した相談者に対して EAP 支援計画を一緒に立てることができました。休職から復帰する前後で人事担当者が窓口となりフォロー体制をつくり，週 1 回の支援を続けています。

　上司についてはその後のメディカルチェックによりアルコール依存症があったことが判明し，定年に近かったこともあり早期退職をすることとな

りました。退職する日まで EAP 担当者が寄り添っていたことから，上司
本人からは「あのまま働き続けていたら命がなかったかもしれない」と感
謝をされました。その後，上司の家族からアルコール依存症で倒れた経験
も過去にあったため，今回の EAP 支援について感謝のメールが会社に寄
せられました。

(2) 健康経営を始動するための「理念浸透支援」

次に，健康経営の枠組みのなかでの EAP の役割について具体例を紹介しな
がら説明します。健康経営は企業理念の実現・実践に能動的に関与していくも
のであり，従業員の健康問題の解決支援というそれまでの EAP の役割は，そ
れを通じて生産性向上等の経営問題の解決を支援することにとらえ直されま
す。さらに，健康経営への移行期であるステージ 2 では企業理念に沿った健康
経営を実践し，経営理念の浸透によるワーク・エンゲイジメントの向上とその
先にある健康の保持増進までを支援，そして健康経営の確立期であるステージ
3 ではそうした健康経営の文化・制度の構築から安定にまで拡張され，健康経
営を支える重要な役割を果たすことが期待されています。

コラム③は，ステージ 1 からステージ 2 に移行する際，すなわち，健康経営
を始動する際にカギとなる「経営者の思いの醸成とその経営理念への反映」に
貢献する EAP の役割を紹介した事例です。

コラム ③ 健康経営に移行する際のEAPの役割 (ステージ 2 の事例)
EAP 支援で退職を思いとどまった感謝がつづられた手紙の力
●相談者プロフィール

30 代独身女性のエンジニア。大学院での専門研究を生かした専門的な
エンジニア職で，男性が多く異動が少ない職場。
●抱えていた問題

会社は「技術の力で社会に貢献する」という理念のもと，技術開発を重
視しています。相談者も当初意欲的に働いていましたが，クライアントか
らの大型案件プロジェクトが始まって以来，注文・納期が厳しく，常に職
場の雰囲気は緊張していました。直属の上司も管理部門からプレッシャー

があり，部下である相談者へのフォローの時間が十分に割けないなか，経験の少ない相談者は仕事上でのミスが重なっていました。これらがきっかけとなり上司が理不尽にもとられる叱責を行ったり，上司が一方的に嫌な仕事を押し付けたりというパワーハラスメントが起こっていました。まわりの同僚たちも余裕がなく，みてみぬふりをすることで逆に相談者をいじめる環境を助長することとなり，相談者は職場では誰からも必要とされていないと感じ，うつ傾向に陥りました。遅刻や早退が頻繁にみられるようになったため，心配した人事担当者が EAP 担当者へ相談依頼をしました。

● EAP による支援

過去に同様のケースを扱った経験のある EAP 担当者が相談者と面談を行い，職場での状況や本人の体調，食欲，精神状態などを丁寧に聞きながら状態を観察しました。相談者の活力がかなり落ちている状況であったため，本格的にハラスメントに向き合う前にまず自身の身体を休めてエネルギーを回復することを提案し，一時休職をすることとなりました。休職中も当初相談を受けたカウンセラーが伴走し，相談者が元のエネルギーに戻るまでエネルギーコーチングで支援を続けました。

● その後の経過

職場復帰した相談者から，EAP で休職中もずっと同じカウンセラーが伴走してくれたことで，改めて当時の自分は疲れていたこと，仕事へのエネルギーのバランスをうまくとることに気づかせてくれたことへの感謝の手紙が社長宛に届けられました。

社長自身は EAP の存在を詳しく把握していませんでしたが，その手紙をきっかけに技術力を強みとうたう会社としても，技術の担い手である社員のワーク・エンゲイジメントを高め活躍してもらう職場環境が大切だという認識をもちました。改めて企業理念を振り返り，健康経営を軸に据えた経営，組織体制を見直す中期計画スローガンを策定する動機づけとなりました。

相談者の属する部署全体も，会社の中核技術を担う部署として注目を浴びることとなり，活力のある職場となりました。

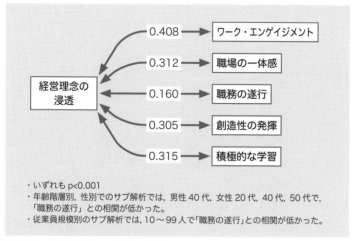

・いずれも p<0.001
・年齢階層別，性別でのサブ解析では，男性 40 代，女性 20 代，40 代，50 代で，「職務の遂行」との相関が低かった。
・従業員規模別のサブ解析では，10 〜 99 人で「職務の遂行」との相関が低かった。

図 2-5　経営理念の浸透の影響 (江口, 2014)

　この事例のように，企業理念はあっても，それが組織内に十分浸透していないことから，実現・実践できていないという企業が大多数なのではないでしょうか。一般的に企業は厳しい競争環境にさらされており，いつも余裕があるというわけにもいきません。経営陣が立派な企業理念を掲げても，職場に余裕がなくなるとハラスメント等によるメンタルヘルス問題が多発し，理念の実現どころではなくなってしまいます。健康経営を行うには，EAP がメンタルヘルス問題の解決支援をしつつ，企業理念実現のために従業員の心身の健康状態を高いレベルに維持し，さらに従業員が企業理念に共感・共鳴し，その実践を強く動機づけられるよう支援する必要があります。その際，この事例のように，経営層が，従業員の心身の健康が企業理念実践のための大前提であることを認識し，それを企業理念のなかに明示的に反映させることが有効です。優れた EAP は，経営層にそのような気づきを与えることができます。

　仕事に関連するポジティブで充実した心理状態を示すワーク・エンゲイジメントは，生産性向上の重要な先行要因として知られていますが，職場の一体感などと並んで従業員の健康維持・増進の先行要因でもあります（Kitayama et al., 2016; Hakanen et al., 2008; Schaufeli et al., 2009 など）。一方で，江口（2014）は，経営理念の浸透が従業員のワーク・エンゲイジメントや職場の一体感をは

じめ，職場の成果指標との間に有意な正の相関がみられることを報告していま
す（図 2-5）。これらを合わせると，企業理念が組織内に浸透していくと，ワー
ク・エンゲイジメントや職場の一体感の高まりを介して，従業員の健康が増進
されることが示唆されます。

　産業保健は「作業を人に，また，人をその仕事に適合させること」を目的と
しましたが（森，2011，80 頁），健康経営は企業理念と個人の価値観を適合さ
せることを 1 つの目的としていると考えられます。図 2-3 にあるように，経営
者の健康経営への思いと覚悟を企業理念に明示的に反映させ，それを内外に覚
悟をもって発信していく過程で，組織としての基軸を担う典型的な部署として，
産業保健体制からの健康推進部と人事部に，経営企画部と広報部が加わること
になります。コラム①でも少し触れたように，健康経営とは経営戦略の基盤と
なる企業理念と従業員個々人の価値観の合致を目指すものであり，企業ブラン
ディングの手法などを使って内外への発信のダイナミックな相互作用を実現さ
せる必要があります。

　EAP にもそうした目的を達成するための貢献が期待されます。従業員自身
の価値観が企業理念と一致している場合，当然のことながらそうでない場合よ
りも仕事にやりがいを感じやすくなり，生き生きと取り組みやすくなるでしょ
う。個人としてはそのような企業で働くことが望ましいでしょうし，企業とし
てはそのような個人を雇用することが望ましいことはいうまでもありません。
しかし，現実は必ずしもそう簡単ではありません。企業理念の明確さや浸透度
が十分でない，もしくは従業員側の価値観が明確でないと，それらが一致して
いるのか否かということすらわかりません。そうしたとき，EAP の支援によっ
て，企業理念の吟味やその浸透策の検討の必要性を経営層に気づかせたり，迷
いを感じている従業員に企業理念の内在化や自分自身の価値観の内観を促した
りすることが期待されます。また，企業理念と自分自身の価値観が異なって
いたとしても，さまざまな事情によりそう簡単には辞められないこともあるで
しょう。そうしたとき，無理やり理念を押しつけるような問題行動や，不一致
そのものによるメンタルヘルス問題が生じたならば，EAP による解決支援が
期待されます。

(3) 健康経営体制確立のための「組織文化形成支援」

　経営層の従業員の健康問題への認識や健康経営への思いが企業理念に明示的に反映され，経営トップがコミットし，健康推進部や人事部に加えて経営企画部や広報部が連携して組織的にそれを内外に発信できるようになったら，ステージ2から次のステージ3への移行となります。ステージ2で始まった健康経営を実践するためのさまざまな取り組みは評価・検証を経て淘汰され，ステージ3で制度化されます。

　ステージ3は健康経営体制の組織的な確立期であり，図2-3にあるように全事業部を巻き込んだ取り組みとなります。企業理念浸透のための管理者向けリーダーシップ研修や健康リテラシー向上のための全従業員への啓発活動，適応支援のための個別コンサルテーションなどさまざまな活動が制度化され，そ

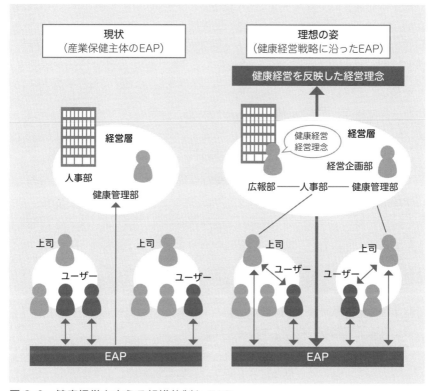

図 2-6　健康経営を支える組織体制と EAP

れらを通して健康経営を意識した企業理念の実現が可能になります。EAPに期待されるのは，その実践の支援であり，心身の健康を前提とした持続可能な働き方のもと，企業理念を内在した従業員が自分の仕事に意義を見出して働く，いわゆる健康経営の組織文化の醸成支援です。

図2-6は，健康経営を支える組織体制とEAPの概念図を従来の産業保健体制でのものと比較して示したものです。前ページの図2-6の一番上にあるように健康経営を反映した企業理念を経営トップがしっかりと示し，社内外への発信を行うことが求められます。従業員一人ひとりのワーク・エンゲイジメントが高められるように，組織としても高い目的意識をもった企業理念を構築し，従業員を巻き込んで健康経営を推進する組織文化を生み出すような組織開発・人材マネジメントを行っていくことが期待されます。従来のEAPからは産業保健主体で個別の従業員への支援が想起されやすいですが，戦略的な健康経営に沿って個人と組織をつなぎ，組織への支援を行うことでメンタルヘルス問題自体を減らし，働く人の仕事の質を高めることを支援するのがEAPの理想の姿であると考えられます。

最後に，健康経営を支える組織体制として参考になる丸井グループの事例をコラム④に紹介して本節の締めとしましょう。

コラム ④ 健康経営を支える組織体制（ステージ３の事例）

企業理念実現のための健康経営文化とその成果

●専属産業医の着任

丸井グループでは2011年に初めて専属産業医が着任し，メンタル不調の従業員の面談や安全衛生委員会での活動を通じて，事業部により働く人の健康に差や特徴があることに産業医が気づきました。当時は社員も新卒採用が多く中途採用が少なかったことから，全事業所を俯瞰（ふかん）してみる視点が新鮮で，人事部長から社長へと話がつながりました。

●ビジョン実現のためのウェルネス経営

当時，会社も経営危機からの回復を目指していたため，企業文化の変革に注力して，働く人を健康にする新たな経営指針を打ち出す後押しとなりました。丸井グループの「すべての人がしあわせを感じられるインクルー

シブで豊かな社会を共に創る」というビジョン実現のためのウェルネス経営（健康経営）が旗揚げされ，2016年に全社横断の推進プロジェクトが立ち上がりました。

●ウェルネス経営文化の醸成とその成果

　社員が自発的に取り組むことを目指し立候補制としたウェルネス活動や，1年間かけて行うトップ層向けのレジリエンスプログラムを推進しました。活動は徐々に浸透し，従業員の7割近くが参加し（2019年6月調査），ウェルネス経営に重きを置く企業文化を醸成してきた効果として，残業時間の削減とワーク・エンゲイジメントの向上がみられたといいます。さらに，2015年度から7年連続で増収増益を達成し，最新の2021年健康経営銘柄に4年連続で選出されました。

❹ コロナ禍での課題

　健康経営に対する社会的要請は，新型コロナウイルス感染症のパンデミックによって一気に促進された感があります。コロナ禍によって，社会全体が機能していなければ健全な経営ができないことを私たちは思い知らされたのです。本稿の補論として，コロナ禍での健康経営の課題について考察し，結語に代えます。

　新型コロナウイルス感染症のパンデミックは，速やかに産業保健体制を整え真の健康経営に取り組むことが，多くの企業にとって存続の条件になっていることを強く示唆しており，その達成のために EAP が担う役割は大きいものです。これまでも感染症対策は産業保健の範疇でしたが，100年に一度はおろか，下手をすると人類史上最悪のパンデミックになるおそれのある今回のコロナ禍の影響力は桁外れです。組織的な感染症対策をしっかりとって安全保持に努めるだけでなく，メンタルヘルスへの甚大な影響についても対応し，経営課題への影響を緩和するための支援に努めなければなりません。

　コロナ禍は個人の行動様式や企業での働き方を変容させ，さらに従業員の健康と企業の業績の双方に直接に影響を与えうることから，今後は EAP の支援

のあり方も少なからず変わっていく可能性が高いといえるでしょう。感染症を防ぐために（たとえば酒類が提供できなくなるなど）営業など仕事のやり方を変える必要に迫られることになります。その際に，EAP には生理学的な観点から感染症が広がらないようにする産業保健としての役割があります。また，感染症に対して，不安や心配を抱えたり孤独を感じたりする（ほめてもらえない）などメンタルヘルスの問題が生じており，EAP の支援が必要とされています。テレワークの導入が一般化するなか，EAP の支援の多くもオンラインで行われるようになる可能性もあります。そうした際には，支援対象者からの共感を，オンラインでも従来の対面での支援同様に維持することは容易ではなく（阿久津他，2021），今後の課題になるでしょう。コロナ禍による新たな挑戦を，EAP が進化する機会として前向きに受け止め，実際に企業における役割や貢献を拡大することを期待します。

《注》

注1　「企業理念」のほぼ同義語として「経営理念」を使う文献・資料もあるが，本稿では引用した経済産業省の資料でも使用されている企業理念で用語統一する。

注2　このことは，図 2-1 にも「企業への効果」および「社会への効果」として，それぞれ明示されている通りである。

注3　米国の心理学者アブラハム・マズローが提唱した自己実現理論。人間は5段階の基本的欲求，すなわち生理的欲求，安全の欲求，所属と愛の欲求，承認の欲求，自己実現の欲求を順に高めていき，成長していくとした。

注4　仕事に対して満足をもたらす要因と不満をもたらす要因は異なるとする考え方。満足をもたらすものを動機付け要因とし，仕事の達成感や責任範囲の拡大，能力向上，難易度が高くやりがいのある仕事などが挙げられる。一方で直接的に人を動機づけるのではなく，不満を解消するものが衛生要因である。給与や対人関係，労働時間，会社の方針などを指す。

注5　米国の心理・経営学者ダグラス・マクレガー氏が提唱した人間観・動機づけに関わる2つの対立的な理論のこと。人を大きく2つの見方で分類する。

X理論では「人間は生まれつき仕事が嫌いで、責任を回避しようとするものだ。」という定義の下，「アメとムチ」で厳しく管理する。一方でY理論では「人間は生まれつき勤勉で，進んで仕事を行い，責任を取ろうとするものだ。」という定義の下，面白い仕事や活躍機会を与える。

注6　ここでいう「企業」には，厳密には公官庁や自治体，学校法人など企業以外の組織も含まれるため，正確には「企業等」という。同様に，企業の「従業員」には経営層なども含まれるうえ，企業以外の一部の組織では従業員という表現ではしっくりこない対象も含まれるかもしれないので「従業員等」という表現が厳密には正しい。しかしながら，ここでは表記が煩雑になることから，読者がそのように理解してくれていることを前提に，それぞれ「企業」，「従業員」と簡潔に表現することとする。

第 **3** 章

EAPコアテクノロジーと
効果測定指標(KPI)について

西川あゆみ

❶ 効果測定の歴史

1985 年，内部 EAP のプロジェクトを業務として言い渡されたとき，筆者は上司へこう問いました。「EAP って何ですか？」

この問いは，筆者が 2003 年以来，外部 EAP として活動をするなかで，EAP 導入を検討している企業や EAP 会社を起業しようとしている人たちから，筆者に対して向けられる問いになりました。では，この単純な質問に正解はあるのでしょうか。

そのように問われたとき，筆者の説明は「従業員支援プログラム (エンプロイアシスタンスプログラム：Employee Assistance Program) を略したものが EAP です」から始まります。ただ，この説明だけでイメージがつく人はいませんので，その後，相手に応じて補足説明をします。たとえば，相手が企業の人事や産業保健に関わる人であれば，「メンタルヘルスに関係する仕事です」と説明します。相手が近所の知り合いであれば，「企業で悩んでいる人を支援する仕事です」，といった説明をしてきました。なかには EAP と聞いて，すぐにメンタルヘルスやうつ病，休職などのキーワードを想起する方もいますが，筆者がこういった言い回しをするのは，初耳である人も含めて伝わりやすいようにするためです。

そのように，知名度があまり高いとはいえない EAP ですが，決して目立たないというわけではありません。米国の国際 EAP 協会は EAP の専門家を養成することで，その流布に努めてきました。日本支部でも 2008 年に日本語で受検ができるようになってから，現在 69 人を超える合格者を輩出しました。このことは，アジアで最も大勢の国際 EAP コンサルタントを養成した功績として，2016 年には米国の国際 EAP 協会の本部（EAPA）及び専門家資格委員会（Employee Assistance Certification Committee: EACC）の年次総会で表彰されました。このような高評価を受けてもなお，2022 年現在でも，「EAP って何ですか」，という問いにはいまだに出あいます。

EAP の業務内容については，労働者や家族の悩み相談，メンタルヘルス相談という理解がもっとも一般的です。「私は EAP をやっています」という人のほとんどは相談窓口のカウンセラーをしています。そのことは間違いではなく，

EAP 業務３大領域（ドメイン）の最も大きな１つが，個人支援（ドメイン Ⅲ）です。しかし残りの２つ，プログラムデザイン（ドメイン Ⅰ）とグループ支援（ドメイン Ⅱ）を想起する方は多くありません。実際，筆者の経験からも顧客からの期待はドメイン Ⅲ が多く，企業・団体にとっても予算形成がされやすい印象です。

　本章では，このドメイン Ⅰ のプログラムデザインとドメイン Ⅱ のグループ支援について焦点を当てながら，「健康経営」という概念を政策に織り込める可能性を提案し，読者の方々の組織の人財戦略の策定に参考になればと思います。そしてできれば，「企業は人なり」といった日本を代表する経営者の一人，松下幸之助のこの言葉の背景にあるさまざまな思いや信念を具体的に実現する方法として，開花してもらいたいというささやかな願いを込め，解説していきます。

❷ それぞれの視点からみた EAP

(1) プログラム導入者視点

　以下はメンタルヘルス政策，相談窓口などを導入しようと検討している組織の視点からの説明です。内部 EAP，外部 EAP の両方を導入している経験をもとに説明します。

　日本では 2000 年に発令された「労働者の心の健康の保持増進のための指針」（「メンタルヘルス指針」）（→第１章を参照）で，４つのケアの柱をつくるよう組織に推奨しています。１）セルフケア，２）ラインによるケア，３）事業場内産業保健スタッフ等によるケア，４）事業場外資源によるケアの４つです。

　３）は主に，産業保健スタッフにプラスして心理カウンセラーを含み，４）は主に外部の心理カウンセラーであることが多いです。この２つについて改めて整理しておきましょう。

　３）の事業場内産業保健スタッフ等によるケアの担い手は，産業医，産業保健師，看護師，衛生管理者，心理カウンセラーといった複数の専門家の業務（通常，健康診断など）であり，同時に社員の健康管理にメンタルヘルスを含むという意味があります。同指針が出たころは，社内で選抜された人が会社の費用

でカウンセリング資格を取得して社内相談員や社内相談窓口を設置した会社が多くあったと思います。医師，保健師のような医療の専門家に対しても，疾病性の相談だけではなく，事例性の相談対応を行うということで，勉強会が実施されました。ちょうどこのころ，先進的な医師が，社内外の心理相談を受けるなら EAP を学ばなくてはということで，国際 EAP コンサルタント（CEAP）資格の勉強（60時間）とアドバイジングに参加していました。

　4）の事業場外資源によるケアについては「メンタルヘルス指針」発表後の10年くらいは，外部 EAP として心理カウンセリングを提供する個人，組織，団体は玉石混淆の状態でした。つまり誰でも外部カウンセラーになり，事業会社をつくることができたのです。個人的には，この自由競争について否定的ではありません。しかし，サービスを購入する立場の人からみたら，実に困惑した業界が生まれた印象をもった人が多かったと思います。

　一方，発注する側も人的サービスの仕様について十分な吟味ができなかったこともあります。労働安全衛生法第13条には，会社が成長して事業場の従業員数が50人を超えたら（産業医を選任すべき事由が発生したら）14日以内に産業医を選任しなければならないと規定されています。ですから，産業医免許のある人と契約することで目標が達成されたことになり，その契約は週1回3時間訪問するといった内容で産業医業務を委託するという表現が一般的です。詳細に業務内容を書くことは，両者の期待を一致させるという意味で大事です。しかし，組織の側にしっかりもっておいてほしいのは，業務を委託した結果，団体運営の利益のどこに効果を期待するのかということです。たとえば健康診断なら早期発見件数，メンタルヘルスなら休職者数です。本書の著者の一人である廣尚典氏のように，休職者ゼロを目標にしている産業医もいます。

　EAP の仕事領域の1つであるドメインⅠのプログラムデザインとはまさに，組織が専門家に何を期待して，どのような業務を委託して，KPI は何か，どのような効果を測定していくのかを対象組織のために整理する仕事なのです。北米やオーストラリアにはフリーランスで EAP のプログラムデザインコンサルタントを生業にしている人がいます。現在，日本では本書の著者の一人である市川佳居氏が国際 EAP 協会日本支部として，日本を含むアジア太平洋地域の企業へのコンサルテーションを行っています。

　日本ではこのドメインⅠの発展がやや遅れているように思いますが，今後，北米の EAP 先行成熟産業に追随していくかについて筆者は懐疑的であり，日本国内で独創的に発展してほしいと期待するところです。すでに整備された法律，労使の関係，上司と部下の関係性，評価，報酬制度等など同じ利益追求のための企業経営でも日米企業経営のスタイルは違います。

　労働安全衛生法は人の死亡がともなうような出来事をきっかけに，再発防止策として修正され，最低限守らなければならないことが明文化されています。そしてさらに企業はこの基本を土台として，やりがい，ワーク・エンゲイジメントを高める人を増やしたいという期待があるのだと思います。それをどのように具体化していくのかは，経営者（これは社長だけという意味ではなく，経営の担い手すべてを意味します）が「外部の専門家」に丸投げしては実現できません。専門家の意見を参考にして白紙からどう自分は「組織は人なり」を具体化して，測定項目は何かをしっかりと決めることが大切です。休職者数，ストレスチェックの自然な受検率，高ストレス者数，カウンセリング利用者数，カウンセリング面談数，相談開始から相談終結までのサイクルタイムなど，指標はいくらでもあります。自分の組織にしっくりくる１〜２つだけでもあれば十分です。そしてその実現に向けて最も寄与する人や外部 EAP 会社を選定してください。

　筆者の実務経験から EAP プログラムを導入した企業の主な利用目的は以下の通りです。

①これから大きな変化（報酬制度改定，事務所移転，大規模リストラなど）が
　起こる
②メンタル不調者が出ていてコストインパクトがある
③メンタルヘルス不調のよる休職者を減らしたい
④いざこざを減らしたい
⑤大きな出来事があったから（ハラスメント，職場の事故など）
⑥法令遵守（部相談窓口設置）

　導入理由は何であれ，社員のための EAP プログラムを導入するならば，そ

の効果測定について，目標設定することが大切です。

(2) EAP プログラム提供者視点

現在，EAP やメンタルヘルスを標榜する会社が多数あります。その多くは健康相談，悩み相談，福利厚生，メンタルヘルス相談とストレスチェック，研修などもあわせて手がけています。上場した企業，上場を目指す会社もあれば，NPO，任意団体，気の合う専門家集団による相談室，専門性の高い個人事業主もあります。心理カウンセリングの事業形態はさまざまです。

その形態が何であれ，営業努力とコスト管理で事業は展開されます。カウンセリングは1日何人できるか，するか。ほかの人的サービスと同様で労働集約型の事業ですから，できるだけコストを抑える必要もあります。賃金を抑える以外にコストコントロールがしにくい要素をいくつも含む事業形態であるのは，読者の皆様も容易に想像がつくと思います。

さて，EAP サービスといえばおおむね下記の支援を提供しています。

①電話相談
②メール相談
③予約ベースの対面相談（待ち受け方，アウトリーチ型）
④研修
⑤クライシスサポート
⑥ストレスチェック，ワーク・エンゲイジメントサーベイ
⑦管理職向けコンサルテーション

料金構成は福利厚生サービスと同様で，従業員一人当たり1か月何円あるいは1年間何円という料金体系です。対象受益者数（社員数または家族の人数）の人数で料金が決まっていく形式，あるいは実際に利用者が何人いたかという実績ベースで料金構成をしている会社もあります。クーポン券購入方式もあり，これを一人5枚配布とか，会社で100枚とかのまとまった単位で購入します。それぞれ外部 EAP サービス提供会社はこのような料金体系のなかで，コストと利益のバランスをとる努力をしているわけです。

(3) 提供者の倫理観

国際 EAP コンサルタントの資格は 3 年ごとに更新します。更新ごとに 20 時間の継続教育が課せられて，そのなかに初年度は 6 時間，1 度目の更新以降は最低 2 時間の倫理研修受講が義務づけられています。ほかのさまざまな資格にも倫理綱領が存在しますが，それは主に個人支援，EAP でいえばドメインⅢの領域に焦点を当てた倫理綱領や行動規範です。EAP の倫理はドメインⅠとドメインⅡをカバーすることに特徴があります。その中でも重要な 2 つの概念を本章では紹介します。1）ケースという概念と 2）短期問題解決型アプローチの心理支援です。

1）ケースという概念

ケースとはカウンセリング（コンサルテーション）ケース（事例）です。つまり，相談事や悩み事を指します。それではカウンセラーはその悩みに一生付き添うのでしょうか。EAP の目的は，人が働き続けることの支援です。カウンセラーがついていないと仕事ができない人を増やすことは好ましくないと考えます。ですから，相談内容のアセスメント，サービスプラン，カウンセリング，終結というステップが重要となります。さらに，それを予算内で行うことです。たとえば，一人当たり 5 回のカウンセリングで効果的にカウンセリングを提供します。1 つの悩みに対応する一連の支援業務を，ケースと呼びます。

2）短期問題解決型アプローチの心理支援

短期問題解決型アプローチの心理支援というのがケースの概念にはつきもので，EAP 業務を行ううえで重要です。相談窓口を利用するのは，A か B かの二者択一のどちらにするかという明確な目標をもっている人よりも，漠然とした困り事や感情に困惑している人のほうが多いです。当事者自身にとっても漠然とした状況から，パレート図の概念のように最も大きく影響を与えている項目を明らかにし，解決していこうとするのがこのアプローチです。

PDCA という言葉をよく耳にしたことがある人は多いと思います。これは，Plan Do Check Action の略で，問題解決型のアプローチのことを指します。EAP のコンサルテーションに沿って説明すると，「P（Plan）」では，傾聴やメッセージコントロールなどを駆使して，ラポール（クライエントとの信頼関係）

を形成することから始まり，クライエントとカウンセラーの両者が合意できる目標を設定し，それに向かっての行動計画を設定します。これは初回の面談で行われるものです。2回目以降の面談は「D（Do）」と「C（Check）」で，実施と確認のプロセスとなります。そして「A（Action）」のステップでは，相談の終結として効果測定を目指します。1回あたり50分の面談と10分の記録で1時間の支援を実施します。

　特に個人支援で重要なのは，相談ケースにはクローズ（終結）があるということです。無理やり短く終わらせるのではありません。大切なのは，終わりのない支援は依存させるだけになりかねないばかりか，コストインパクトが大きくなるということです。ここで試されるのが支援者の力量です。これはもっている資格だけでは測定できないものですが，EAP コンサルタントは効果的に悩み事や困り事の支援ができるように，クライエントに向き合って努力し続けます。そして，力量が足りないのに訓練を後回しにして，カウンセリングもせずに，病院情報をユーザー（クライエントの医療保険負担）に提供するだけのものは EAP とは呼べません。

　もう一つ EAP の倫理で大事なことは，利用促進です。そのため EAP 協会では利用率を測定します。よく勘違いされるのですが，利用者数（人数）とケース数は別物です。何人の人が，何の悩みで，何回カウンセリング面談が行われたかが基本測定項目です。サービス受益対象者数を分母にして，人数と面談数を測定します。相談を引き受けたからには効率的，合理的，専門的に関わりをもって，解決に向けて伴走します。同一クライエントへのカウンセリングを長期に継続して利益をあげることを EAP ではよしとしません。クライエントの生産性に照らして，短期問題解決型で支援を行います。

　内部 EAP と外部 EAP の提供する支援内容，倫理基準についてもふれておきます。本書の第5章に掲載されている COA の内部 EAP の評価基準を参照してください。内部型はカウンセラーが雇用されているからこそその長所と短所があり，外部型は事業継続という経営命題からくる長所と短所があります。守秘義務で相談内容がわからない場合も測定できないのではなく，できるところをしっかりと測定します。測定できる目標が立てにくいなら，そのプログラムデザインそのものを見直すべきです。EAP サービス提供者が内部型でも外部

型でもニーズは発注者の事業とそれを担う人的資源戦略上に沿って，EAP の倫理綱領，国際 EAP コンサルタントの行動規範に沿って支援します。

❸ 北米 EAP の背景 (コアテクノロジーと効果測定)

さて，ここで少し EAP の歴史と背景を紹介します。前述の通り，米国でEAP が生まれたのは 1940 年代であり，その後，1970 年代になると EAP という言葉が使われるようになりました。1985 年には，現在の国際 EAP 協会本部の前身である ALMACA という団体名が，現在の名前に変わりました。このとき EAP とは何かという定義と，その定義をベースにした専門家養成講座が生まれました。この定義についてはさまざまな団体のホームページなどでも引用されており，EAP コアテクノロジーと呼ばれています。これには現在 8 つの項目があります。

この 8 つの項目は読んで理解することはできても，実際の支援業務にどう関係するのかを説明できる人は少ないため，これについて補足説明を試みたいと思います。

(1) EAP の父，ポール・ローマン博士

ポール・ローマン博士は，連邦政府に配置された最初の EAP 専門家集団である「いなずま 100 人」の一人で，コアテクノロジーや EAP コンサルタント育成計画に携わった人です。

2017 年の国際 EAP 協会年次総会で現在コアテクノロジーと呼ばれているもの前身を）つくったのが，ポール・ローマン博士の発表です。このときは国際 EAP 協会本部のグレッグ・ディラップがポール・ローマン博士と対談形式でコアテクノロジーについて語っています。そのやりとりはメリーランド大学の EAP アーカイブスの中から閲覧することができます。しかし英文ですし，ポール・ローマン博士の機知に富んだジョークは直訳では伝わらないと思いますので，了解を得て，意訳説明として紹介したいと思います。

（2）コアテクノロジーというアイデア

　ポール・ローマン博士は，1982 年に取得した研究費でビジネススクールの学長だった妻のハリーとともに行った調査について紹介しています。当時はEAP が新しいステージに向かうときに何が重要なのか，ということを整理したかったというのが調査の動機だったといっています。さらに，米国内の専門家教育（ソーシャルワークや心理カウンセリング）のなかで学べることであれば，それをあえて定義づける必要はないので，EAP ならではの定義が必要だと思ったとも述べています。つまり，EAP でしか学べないことは何か，それを整理したかったということです。

　そのときのポール・ローマン博士の考えの背景として，当時のコアテクノロジーは，多くの産業で企業秘密や秘伝の手法として取り扱われていたということがあります。つまり，コアテクノロジーは門外不出だったのです。しかし彼は，誰がみても学べるようなオープンなものとして紹介したいと考えるようになりました。たとえば，産業保健に関係する資格を持つ人たち，ソーシャルワークの仕事をするための資格をもっている人たち，あるいは人事系の仕事に関わる経験や資格をもっている人たちが，EAP を実践しようとしたときに学ぶべきことは何なのかということをはっきりとさせたかったのです。さらに，そういった専門家たちが自分の専門領域の資格を取得して支援を実践するなかでは学べない，経験できない EAP 領域は何かということも整理したかったということでした。

（3）各企業の支援状況に関する現状調査

　当時彼は，自分の頭のなかで考えた 10 項目を書き出したそうです。しかしながらその内容を妻のハリーに共有したところ反応がよくなかったため，自分の指導教官に相談をしたところ，実態調査をしようということになり，実際に248 企業へのアンケート調査を行うことになりました。対象とした産業領域も幅広く，製造業やサービス業などを網羅していたということです。彼はその中で 3 つの項目に注目しました。

①企業の EAP 予算

②何人専門家がいるか

③仕事ぶり（パフォーマンス）に影響のある依存症事例を最も多く対処している会社

　さらに，費用対効果として，はっきりした結果，つまり ROI が EAP にあるはずで，それを測定したいと考えていました。そこで対象企業の調査結果から各項目の上位 30% の企業を抽出し，それらの企業が従業員支援において共通して行っていることは何かということを調査することにしました。これがコアテクノロジーの始まりです。

　それらは以下のような項目でした。

①いかにして利用対象者の注目を得るか

②いかにして支援内容を告知するか

③マネジメント・コンサルテーションの実践

④カウンセラーとの関係

⑤外部リファーとフォローアップ

⑥データ収集の方法

　以上のように，1985 年に初めてコアテクノロジーが誕生したときは 6 つの項目だったのです。

（4）内部 EAP がコアテクノロジーの原型

　もともと EAP は「いなずま 100 人」といわれた EAP の先駆者たちによって始まりました。「いなずま 100 人」は，全員が内部 EAP を行っていました。内部 EAP の設置は連邦政府職員支援から始まり，その後連邦政府と大口の取り引きがあるような大手である IBM 社，モトローラ社などが政府方針に沿う形で企業の内部 EAP 設置が始まりました。ポール・ローマン博士も内部 EAP として研究調査を行い，最初のコアテクノロジーが生まれたと説明しています。

　ポール・ローマン博士によると，今，この初期のコアテクノロジーをベースにした EAP を実践する世代が交代しつつあるといいます。初代 EAP の後任

には主に外部 EAP に勤務していたカウンセラーが採用されていると指摘しています。内部 EAP のポジションに外部 EAP 事業会社から人を雇い入れるので，できるだけ費用対効果の高い EAP サービス事業者を選定することが増加していると彼は指摘しています。このことについて，EAP の本質ともいえるクライアントへの支援目標としての「生産性」から遠ざかっているという，辛口のコメントをしています。

（5）外部 EAP の波

　今後 EAP 産業が成長・成熟していくのであれば生産性に関わる研究が必要で，もっと展開されていくべきだとポール・ローマン博士は主張しています。ベストプラクティスの共有や表彰活動もいいけれど（これは彼なりの EAP 専門家への皮肉だと思いますが），EAP サービス事業において確実に決まった効果を出せるものは何か，あるいは，確実に生産性を悪化させるアプローチは実践しないということを整理すべきだとしています。さらに，彼が続けて力説したのは，たとえば，対面相談と電話相談の比較に関する専門家の議論ですら，「電話相談が対面に劣る」といったエビデンスすらない状態で，あたかも対面カウンセリングが最も良質なアプローチだという議論だけがされていると指摘しています。彼は EAP 業界に集う筆者たちの調査，研究不足の問題を指摘しています。彼が強調しているのはデータにもとづいた調査であることも，ここに共有したいと思います。

（6）EAP 支援のエビデンスと効果測定

　EAP ジャーナルや学会発表で効果測定について継続的な研究をしているのが，本書の執筆者の一人であるマーク・アトリッジ博士や，デイビッド・シャラール博士です。彼らによる WOS という効果測定項目が発表されて以来，この質問紙は無料で利用でき，大規模なデータ収集が行われています。特にアトリッジ博士は長年 EAP の費用対効果について研究を行い，調査結果を多く報告しています。これらは EAP を導入したことで，企業や働く人々にどのようなベネフィットがあるのかについての研究です。

（7）EAP 個人支援の効果測定

　ここで，EAP（従業員支援プログラム）の主流のカウンセリング方法となっているソリューション・フォーカスト・ブリーフ・セラピー[注1]の効果に関する研究を紹介します。

　Howard and Kopta（1986）は，カウンセリングの回数による効果を測定し，約 50% のクライエントは 8 回のカウンセリング後に統計的有意に症状改善すると報告しています。この研究では，クライエント自身の効果測定とセラピストの判断によるクライエントの効果測定が一致したケースのみ効果あり群としており，短期カウンセリングの効果測定研究の先行研究としては代表的なものです。

　2 つ目の短期カウンセリングの代表的な研究は，2000 年に米国の高等教育カウンセリング＆心理サービスのリサーチ・コンソーシアムにおいて，全米 42 大学のカウンセリングセンターにおいて行ったリサーチの結果です。この調査では回数制限がないにもかかわらず，95% のクライエントが 10 回以下でカウンセリングを終えていることがわかります。また，1 ～ 10 回までのカウンセリングの回数と効果を比較したところ，単に回数が増えれば効果が上がるとは限らず，カウンセリングの効果は 4，6，10 回でセッションを終えたクライエントが最も効果が高いと出ています。

　EAP の領域で働く人たちは，「癒やし」や「カタルシス」のためだけにカウンセリングを提供するのではなく，「生産性」の維持向上を大きな目標として，効果のあるアプローチを検証しながら実践していく必要があります。EAP 業務領域のドメインIIIは，国際 EAP コンサルタントのためのブループリントでも，試験でも 60% の領域を占めるだけあり，個人支援がプログラムの最小かつ最重要な支援単位であることを示しています。

　利用者の満足度にとどまらず，客観的な症状改善，問題解決を指標にした調査，研究を継続することが重要です。

❹ EAP 専門家の仕事

　EAP は，その資格においても，コアテクノロジーにおいても焦点を当てて
いるのが「今」と「これから」です。ポール・ローマン博士が最初に考えたよ
うに，学校教育では学ぶことができない，各専門家養成講座のなかにもない
EAP ならではのものは何かということを考えることが大切です。うまくでき
たか，できないかは別として，コアテクノロジーに忠実に支援を提供してきた
実務経験からいえることとしては，EAP 専門家の人財育成が最も重要だと思
います。いかに優れたプログラムがあって，効果測定の KPI が明確であっても，
それを実践する専門家の育成は簡単ではありません。働く人の心の支援だけで
はないからです。かつて EAP の資格を取得する前に 3,000 時間の実務経験が
必要とされていました（2022 年現在は 1,000 時間）。現場経験があって，所定
の研修講座を受け勉強して，受験要件が整います。試験は事例を読んで 4 択か
ら選ぶ方式で，暗記も重要ですが，経験実績によって判断するものもあります。
　プロスポーツ選手やダンサーは，プロになるまでに 1 万時間の練習を積んで
はじめてレギュラーメンバー入りし，そこからは競争や勝負，運命などが交差
して一人前になるといわれています。私見ですが，カウンセリングも EAP も
同じことがいえると思います。
　カウンセリングは，一見聞き上手なら誰でもできると判断されたり，資格に
こだわりすぎたり，コスト面から若いカウンセラーだけを採用して熟練のカウ
ンセラーをリストラするといった現状があります。育成をできるだけ短期間で
行いたい，効率的，低コストで育成したいという誘惑をビジネスマンとして拒
否できないのは当然です。だからこそ，内部 EAP でも外部 EAP でも人材育
成に関する評価項目があるのです。実際のところと EAP 会社を経営している
経験から経営的な数字と人情的なバランスをとることが難しいのです。
　EAP の支援はさまざまな技能とスキルの集合体です。非言語（座り方，話
し方の所作）もスキルの一部で，このスキルは実践を通じて形成されていきま
す。短時間で信頼関係を構築する話法も必要です。いくつかのエビデンスのあ
るアプローチを学んでおいたほうが，よい提案ができたり，支援がクライエン
トにとって効果的になったりします。

　長年 EAP に携わる人材育成をしながら感じることは，現場と実践が大切だということです。一見シンプルでわかったつもりになる代表的な例としては，守秘義務を守るという命題とリスク介入のバランスのとり方は読んで理解している，できているといっても，実践できている人はほとんどいません。実際に熟練者からアドバイスや指導を受けながら情報の取り扱い，危機介入などは実体験を通じて実践力を身につけるもので，クライエントから学ぶものなのだと思います。

　大切なのは国際 EAP コンサルタントの資格がないから EAP を実践しないということではない，ということです。EAP の倫理綱領を読み，それに共感できるのであれば，コアテクノロジーは実践しながら，勉強するものだととらえてください。国際 EAP コンサルタントの使命として，後輩育成があることを紹介してこの章の締めくくりとしたいと思います。

《注》

注1　ソリューション・フォーカスト・アプローチ（SFA）（Solution Focused Approach；解決志向アプローチ；解決志向短期療法）：BFTC（Brief Family Therapy Center）で研究され，インスー・キム・バーグを中心に開発された心理療法。ソリューション・フォーカスト・ブリーフ・セラピー（Solution Focused Brief Therapy）ともいう。解決志向アプローチなどと訳されている。短期療法（ブリーフセラピー）の1つ。従来の心理療法諸派とは異なり，原因の追究をせず，未来の解決像を構築していく点に特徴があり，結果的に短期間で望ましい変化が得られるとされている。

◆ 付録

EAP コアテクノロジー詳説[注1]

　ポール・ローマン博士の最初の調査では6つのコアテクノロジーだったものが，のちに国際 EAP 協会本部（米国）の専門家チームの議論や，ある程度効果が出ているという方法についての情報が整理されて，7項目になり，そして，現在は8項目になりました。それぞれに補足説明を加えながら解説していきます。（「EAP に関する EAPA 規格及び専門家のための手引」国際 EAP 協会［EAPA］, 2010）

> #### コアテクノロジー（コアテク）1
> （1）組織のリーダー（管理者，監督者，組合役員）が，問題を抱えた従業員に適切に対処したり，職場環境の改善を図ったり，従業員の仕事のパフォーマンスを向上させたりしようとする際に，当該指導者に対して，コンサルテーションやトレーニングや支援を提供する技術

　コアテク1は別名マネジメント・コンサルテーションとよばれます。この言葉の解釈は幅広く，やや曖昧ですが，まず職場の責任者に対して組織内における支援プログラムをどのように設計するのがよいのかをコンサルテーションするということ（組織開発，パフォーマンステクノロジー，インストラクショナルデザインなど）と，あるいは特に気になる部下，問題行動社員との効果的な関わり方をコンサルテーションやコーチングすることです。

　前者は組織は主に人で構成されます。職場環境，事業の性質，職場の文化，構成メンバーの特徴によって必要な支援プログラムは異なります。たとえば世代や性別によって健康診断の項目が違うように，どのような支援プログラムが最適かアドバイスをするということです。外部 EAP サービスプロバイダーは24時間365日の健康相談と，年に5回のカウンセリングを従業員が使えるような EAP セットメニューを提案することがあります。EAP 専門家はそれが本当にその組織にとって効果的であると評価する力をもって，客観的にアドバイスしなければなりません。面倒見のよい上司が多く，社内には誰もが知っている頼りになる保健師がいたら，EAP セットメニューはいらないか，セットで

はなく，必要な部分を採用するようにアドバイスすることが重要です。

　後者のマネジメント・コンサルテーションは，リーダーが社員や部下とどう効果的に関わるのかを支援するコンサルティングアプローチです。従業員からの相談や問題傾向を把握して，従業員の意見をデータとしてまとめることで，リーダーや責任者に現状の人的資源の特徴を客観的かつ継続的にアドバイスを提供することができます。誰が何で悩んでいるというよりは，多くの社員が困っていることを総括できるので，従業員の声を代表するようなアドバイスや提案が経営者にできます。

　たとえば，ストレスチェックや相談傾向をまとめるとみえてくる組織課題があります。人は悩むと仕事に影響が出るものですが，支援があるか，あると感じられるだけでもストレスを中和しながら働き続けることができるので，毎年の結果や丁寧な集団分析の考察からアドバイスすることはコアテク1にあたる業務といえます。

コアテクノロジー（コアテク）2
（2）EAP のサービスが，従業員とその家族および職場組織にとってより利用しやすくなるよう，積極的に推進する技術

　EAP サービスが利用されるように努めることです。カード，パンフレットの配布，宣伝のためのフェア企画などがこれにあたります。

　サービスを利用できるグループは対象者領域で大きく2つに分けられます。社員とその家族です。社内で EAP の利用方法について告知する努力は最低1年に1回は行うように推奨されています。現場の肌感覚ですが，告知があると利用者は瞬間的に増えます。EAP オリエンテーションが一般的な告知方法でカウンセラーやコンサルタントが30分程度利用方法に説明を行います。これらに限らず，日々効果的なリーチアウト方法を考えて，できるだけ多くの対象者にリーチアウトするための努力を継続することがこのテクノロジーで重要なことです。

コアテクノロジー（コアテク）3
（3）仕事のパフォーマンスに影響を及ぼす可能性のある，個人的な問題

71

を抱えている「従業員のクライエント」に対して，守秘のルールにのっとっ
て，タイムリーに問題の明確化とアセスメントを実施する技術

　仕事にインパクトのある個人的な問題についてタイムリーに支援を行う技術
です。この項目の支援対象者は主に従業員（家族ではない）が主な対象です。
自主相談は守秘性が最も高く，相談に来たことそのものも守秘対象になります。
少々体調が悪くても働き続ける人は大勢います。身近なところでいえば，それ
は頭痛や腰痛，花粉症などの苦しい症状があっても働き続けている人たちでは
ないでしょうか。この状況を長く続ける人のなかから，欠勤や休職に発展して
しまうことがあるといわれています。つまり，そうなる前にタイムリーに対応
する必要があります。

　たとえば，今が休養をとる時期ですよと説明し，クライエントが休養できる
ようにアドバイスを行うことはタイムリーな問題確認です。しかし，悩みや病
気が複雑な場合には，確実なアセスメントが必要となることに留意しましょう。
EAP は短期問題解決型のカウンセリングアプローチをとります。ですから，
アセスメントによって主な悩みを特定して，支援計画（サービスプラン）を検
討して，クライエントと合意のうえで，予算内の回数で目標達成に向けてカウ
ンセリングを計画・実行します。これら一連の作業は国際 EAP コンサルタン
トなど実務経験が証明されている有資格者からスーパーバイズやアドバイジン
グを受けてスキルアップを継続的に行う必要があります。

コアテクノロジー（コアテク）4
（4）「従業員のクライエント」が仕事のパフォーマンスに影響を及ぼし
　ている問題に取り組む際に，建設的直面化，動機づけおよび短期的介入
　の技法を活用する技術

　4つ目の項目は多くの専門用語がちりばめられています。建設的直面化，動
機づけ，短期的介入などはそれぞれの項目で勉強が必要になります。

　この項目をわかりやすく説明するための事例を参考にしてみます。たとえば
アルコールや薬物で著しく仕事ができなくなり，人間関係も悪化した状態のク
ライエントをイメージしてみてください。この問題習慣は一体どのぐらいの年

数を重ねてその人のなかに形成されたのでしょうか。その過程のなかで家族や親しい人とどのような人間関係になっていったのでしょうか。ひと口にお酒に負けたという人がいても，そのプロセスはけっして同じではありません。支援の方法は様々かもしれませんが，EAPが行うことはシンプルです。

建設的直面化というのは，たとえば，アルコールを飲む習慣によって，仕事が遅くなったりミスを犯したりしているということをしっかりと説明することを指します。しかしこれは必ずしもEAPコンサルタントだけが担うわけではありません。上司，家族などもクライエントに対して「お酒が問題で仕事ができなくなっていますよ」と伝えることができます。みないことにする，後回しにすることで問題が悪化するので直面が必要なのです。

しかしここで注意しなくてはいけないのは，動機づけです。なぜなら，見放されたと相手が思っては適切な治療に結びつかないからです。そのため，動機づけ（やる気を維持しながら）を続けながら問題を直視できるように，周囲の人の関わり方をファシリテーションする力も必要です。当事者も関係者もよい関係性が維持できるように粘り強く支援します。そして短期的介入の技法が，早めに事例に関わり，外部の専門家（医療や療養施設）と連携できるように関わる介入のイニシアティブをとるということです。

アルコールをテーマにするといろいろな議論が生じます。日本人は欧米人と比べると酔っぱらっている人に寛容である一方で，お酒に負けた人，つまりアルコール依存者に対しては支援が少ないのが現状です。蛇足ではありますが，依存する前段階でプログラム設計にアルコール教育を入れることをEAPの専門家は忘れてはいけません。国立精神・神経医療研究センターの松本俊彦の著書（『アルコールとうつ・自殺——「死のトライアングル」を防ぐために』岩波ブックレット，2014年）では飲酒，アルコール度数，販売時間と自殺の関係を指摘しています。

アルコールや薬物依存者の事例が職場で出現する確率は極めて低いので，いざこのような事例に関わるときに慌てないためにも，日ごろからイメージトレーニングすることをおすすめします。芸能人やスポーツ選手が薬物で苦しんだ例はいくつか思い出せるはずです。そのような人が自分のクライエントだったらどうするだろうと考えてみてください。4番目のこの項目が私たちの仕事

であるということを覚えておいてください。

コアテクノロジー（コアテク）5
（5）「従業員のクライエント」が，アセスメント，治療および支援を受けるために適切な機関にリファーし，さらにケースモニタリングとフォローアップサービスを提供する技術

　メンタルヘルスの相談窓口は，「○○のための相談窓口」といった宣伝をすると，自分は当てはまらないと思ってしまい，そのサービスが人の記憶に残りづらくなるので，最初のコンタクトポイントは「なんでも相談」とか「よろず相談」といった幅広いほうが利用者は確実に増えます。しかし，その際に相談を受ける側がしっかりと相談内容に応じて適切な支援を行うためのトリアージをすることが求められています。特に医療の支援につなげようとすることが最も重要で，最も難しいところです。

　クライエント自身ではっきりと自分には医者が必要だとわかる人は最初に医療機関を探します。しかし，まだそこまでではないだろう，あるいは，どうしていいかわからないという人は，身近にある安価なところをまずは頼るのです。相談者すべてを医療につなげるという意味ではありません。そして，医療に紹介した際には，援助継続，ケース進行状況にモニタリングと，クライエントのフォローアップをすることが仕事になります。難しいのは病院に行きたがらない人を上手につなげる技術です。そして，医療につなげたら仕事が終わったのではなく，そこから支援が始まったのだと考えてください。

コアテクノロジー（コアテク）6
（6）職場組織が，医療その他サービスプロバイダーとの間で効果的な関係を構築，維持するとともに，プロバイダー契約を適切に取り扱うことを支援する技術

　コアテク6は医療機関にとどまらず，課題を抱える社員やその家族をさまざまな支援資源につなげるということです。しかし，安心して利用できる資源情報を提供するには，日ごろの情報収集も大事です。

　「リファー先の医療機関，臨床心理のセラピスト，借財，法律相談等の連携

先資源（専門家ネットワーク，プロバイダーネットワーク）を開拓すること」や，
「その資源や専門家にクライエントをリファーすること」，「リファーしたクラ
イエントに対して，決められた予算内にEAPの業務ドメインⅢが示す個人支
援」を提供します。その個人支援とはEAPの目的にそって（短期問題解決型
のアプローチでアセスメント，支援計画，ケースクローズ，効果測定に協力し
合うなど），カウンセリング支援を提供できるようあらかじめ支援方法を合意
しておくことが必要です。

　特定の医療機関や知り合いだからいつも○○先生というのではなく，EAP
の倫理綱領にそった形でリファーラルを行います。

コアテクノロジー（コアテク）7
（7）職場組織が，アルコール依存，薬物乱用，心理的情緒的不調を含む（た
だし，これらに限定されない）医療および問題行動対処サービスを提供す
る保健福祉制度を従業員が利用しやすくなるように奨励する活動に関し
て，職場組織にコンサルテーションを行う技術

　コアテク7はアメリカの医療保険制度によるもので，日本は当てはまらない
という意見もあります。確かに日本の医療保険制度で精神疾患，感情の問題，
薬物依存症などは保険診療でカバーされます。忘れてはいけないのは，その個
人負担分がゼロではないということです。一見少額に思える金額でも，人によっ
ては大きな負担であったり，やりくりができない状態になったりすることもあ
ります。さらに長期的な心理支援が必要な場合，当事者の費用負担はさらに大
きくなることもあります。

　社員支援プログラムを設計する際にこのような費用の社員負担額ができるだ
け最少限になるか，会社が一部やすべて援助できなくても社会資源を使ってや
りくりができるように情報提供することも忘れてはなりません。

コアテクノロジー（コアテク）8
（8）EAPのサービスが，職場組織および従業員個々人の仕事のパフォー
マンスにもたらした効果を評価する技術

　最後の項目ですが，最も重要な項目がコアテク8で，EAPプログラムの効

果測定です。カウンセリングや心理支援というと，どこかの密室で行われて，その内容は不明で，会社からしてみると，かけたお金に対してどのような効果があったのかを理解するのは大変難しいものである，ということを理解しておきます。たとえば，福利厚生で社員が温泉旅館に安価で行くことができました，温泉に行ってリフレッシュできたので満足度があがったというのも効果測定になると思います。最も避けたいのは専門家が守秘義務を盾に，その効果何も語らないということです。

　EAP では効果測定を利用率測定方法や WOS などの方法で提案しています。また国内ではストレスチェックや従業員満足度調査など，すでにあるツールを使って測定することも可能です。利用率やカウンセリング数だけでも，会社がかけた金額と実際に従業員が自己負担した場合の金額比較は容易にできます。コアテク 8 はコアテク 1 のプログラムデザインと深く関係しているといえます。

　さて，ここまで 8 つのコアテクノロジーの説明を読んでいただき，ありがとうございました。定義の解釈は読者の置かれている組織によって実施する細目は変わってくるものと思います。この 8 つをチェックリストのようにして活用していただければと思います。

　ところで，時代の変化や市場のニーズ，利用者の特性によって EAP も進化していかなければなりません。定義に書いてあるからこれはできませんという議論ではなく，定義にはこうあるけれど，追加する項目があるのか，解釈を変える必要があるのか継続的に検討していくことは，この領域で仕事をする者の責務だと思います。

　たとえ誰がどう EAP を定義しようとも，EAP は走り出した列車のように前に進んでいくでしょう。

　チャプリンの映画「モダンタイムズ」は，人間が機械のように働かされて，くたびれて，会社を辞めて，パートナーと幸せな旅に出るというようなストーリーです。普通の経営者ならばモダンタイムズで風刺されたような会社経営を理想としません。「社員を大切にする」といった会社方針や制度，法律，規制，認定制度，グローバル指標で企業が成長するにつれて遵守すべき項目があ

り，それに異論を唱えることはないでしょう。しかし，それは同時に担当者の責任が大きくなり，役割期待も大きくなることを意味します。社員が生き生きと働いているかをどう測定するかというテーマに直面するのではないかと思います。健康経営のロードマップや評価制度は渡りに船で，社員を大事にしているという評価ができる指標があります。それに沿っていけば認定もされていくことでしょう。まずは定点観測や現状分析として健康経営指標で検討してください。

《注》
注1　国際EAP協会日本支部の許可を得て掲載している。

第4章

セルフスタディの考え方

理想的な EAP プログラムにするためのデザイン方法

市川佳居

❶ セルフスタディによる EAP プログラムのデザイン

第１章で解説しているように，職場のメンタルヘルス対策は通常，産業保健活動の一部として実施され，過重労働対策，ストレスチェック，「労働者の心の健康の保持増進のための指針」（「メンタルヘルス指針」）の中に示されたメンタルヘルスの４つのケア（→詳細は第１章を参照）や教育など，事業所の実態や予算などを踏まえた中長期的な計画を策定し，活動を推進することが必要です。そのため，1990 年代後半にわが国の産業保健に EAP が紹介され，職場のメンタルヘルス対策の展開の方法として EAP を導入する事業場が増えました。

本章の前半では，EAP の定義，種類，サービスなどについて解説します。後半では，国際 EAP 協会（EAPA）本部による『EAP に関する EAPA 規格及び専門家のための手引き（2010 年版)』をもとに作成した，セルフスタディ用のチェックリストを使って，みなさんの組織の EAP プログラムが，EAP における必須項目を網羅できているかどうかを確認する方法について紹介します。

さて，EAP を社内で展開するにあたって，まず EAP とは何かをおさらいするところから始めましょう。EAP は 1970 年代に米国で始まり，その効果が証明されたことからわが国にも導入されました。EAP が専門とする「人の悩み」とは，メンタルヘルスという狭義の悩みだけではありません。家庭問題，アルコール，ストレス，ワーク・ライフ・バランスといった，従業員が抱えるさまざまな問題を対象とします。EAP は，そういった問題の解決を支援するためのプログラムです。EAP がさまざまな問題を対象とするのは，生きていくうえで遭遇するいろいろな出来事や悩みを早い段階で解決することによってメンタルヘルスの疾患を予防できるという考え方にもとづいているためです。

EAP では，短期解決志向のカウンセリングサービスを通じて，従業員が抱えている仕事の生産性に影響するさまざまな問題を適切にアセスメントし，早期発見と早期解決をサポートします。EAP カウンセラーは，主に公認心理師，臨床心理士，精神保健福祉士，産業カウンセラーなどのメンタルヘルスの有資格者です。

❷ 内部 EAP と外部 EAP の特徴

　EAP の目的は，従業員が抱えるさまざまな問題を解決し，職場全体の生産性を向上させることです。企業が最良の生産性をあげられるのは，従業員一人ひとりが十分に能力を発揮し組織が健康に機能している状態においてであるというのが，EAP の基礎となる考え方です。

　前述の通り，EAP は 1970 年代の米国で始まりましたが，初期の EAP は企業が直接心理・ソーシャルワークの専門家を雇用して社内でカウンセリングを行う「内部 EAP モデル」が中心でした。2000 年代に入ってからは，企業の人事機能のアウトソーシング化が進み，EAP サービスを専門とする会社に委託する「外部 EAP モデル」へと変わりました。

　わが国においては，1990 年代にモトローラ株式会社の日本法人が内部 EAP を導入したのが最初の本格的な EAP です。その後は，第 1 章で説明されているように，内部 EAP は産業保健の重要な機能として発達し，すでに確固とした体制のでき上がっていた産業保健領域からの理解と評価を得てしだいに広がりをみせ，国内の EAP サービスが発展してきました。また，外部 EAP に関しては，第 1 章の図 1-3 の B 型，C 型をアウトソーシングする形として浸透してきました。内部 EAP と外部 EAP の特徴は以下の通りです。

（1）内部 EAP：企業内に EAP カウンセラーが常駐して従業員の相談を受ける形態

・場所：自社内。従業員からすると移動の手間が少なく便利だが，ほかの従業員にみられるかもしれないという懸念が生まれやすい。

・カウンセリング種別：対面相談だけの場合が多い。遠隔地事業所の従業員に，電話相談や E メールによるカウンセリングを行う場合もある。

・対応時間：基本的に就業時間内のみの運営。休日や就業時間外には相談できない。

・社内資源との連携：相談担当者が産業医，保健師，人事・労務等の顔と名前を把握しており，いざというときの連携がスムーズ。

・個人のプライバシー：守秘義務は守られるが，社内の誰かに伝わるのではな

いかという懸念が生じやすい。

(2) 外部EAP：企業がEAP機関と契約して従業員の相談を委託する形態

・場所：EAPサービス提供機関が運営しているカウンセリングルーム。移動の手間はあるが，ほかの従業員にみられるかもしれないという懸念は抱かれにくい。全国展開しているEAP機関などは，全国の従業員が利用しやすい。

・カウンセリング種別：対面相談，電話相談，オンライン相談などを選べる。

・対応時間：24時間，365日の運営を基本としており，業務時間外の相談がしやすい。

・社内資源との連携：社内の産業保健スタッフや人事・労務スタッフと面識のない場合が多く，連携にあたって一定の準備とスキルを要する。

・個人のプライバシー：社外にいる専門家に相談するため，会社に知られないという安心感を得やすい。

　1か所に多くの従業員が所属する工場の場合は内部EAPが利用しやすく，全国展開している企業であれば，各地にカウンセリングルームをもっている外部EAPのほうが利用しやすいといえます。本社には内部EAPを置き，支社や地方の事業所では外部EAPと契約するという折衷型もあります。また，両方の仕組みを準備して，内部EAPか外部EAPのどちらに相談するかを従業員が選べるようにしている企業もあります。カウンセリングは利用するまでの精神的なハードルが高いため，選択肢を多く提供できるほうがよいでしょう。

---

check！

あなたの組織に必要なのはどのタイプのEAPかチェックしてみましょう。

☐ 内部EAP

☐ 外部EAP

☐ 折衷型（大きな事業所は内部，小規模事業所は外部など）

❸ EAP のコアテクノロジー

　もしみなさんが社内の EAP コーディネーターあるいはプロジェクト・マネジャーでしたら，EAP の正しい定義を知っておく必要があるでしょう。

　EAP サービス提供機関は数多くあり，そのうえ機関ごとに提供するサービス内容に違いがあります。そのため，選ぶ側である企業の担当者からすると，EAP とはどんなサービスなのか判断しづらい側面があります。そのようなときには国際 EAP 協会（EAPA）による EAP の定義である「EAP のコアテクノロジー」を参照するとよいでしょう（→第3章を参照）。

　多くの EAP 機関はコアテクノロジー以外のサービスも提供していますが，EAP を称すからにはコアテクノロジーに記述されているサービスは必ず提供しなければなりません。コアテクノロジーの各項目の説明については，第3章を参照してください。

❹ EAP のサービス

　組織にとって必要な EAP を社内展開するためには，EAP にはどのようなサービスがあるのかを知る必要があります。わが国においては EAP コアテクノロジーを基本にしつつ，職場状況や法律，産業保健体制，職場のニーズに合わせて EAP が発展してきました。本節では，国内の EAP が提供している主なサービスを紹介します。

（1）個人カウンセリング
　EAP の個人カウンセリングでは，仕事に影響を与えうる個人的な問題の解決を助けるために，専門家が従業員や従業員の家族にカウンセリングを提供します。EAP では相談内容を，大きく職場関連と個人関連に分類します。職場関連とは，出勤がつらい，上司とうまくいかない，仕事に自信がない，転職を考えている，部下の問題の悩み，ハラスメント，キャリアの悩みなどです。個人関連の悩みには，うつ，不安，不眠などのメンタルヘルスの症状，子どもの不登校，親の介護，夫婦関係，対人関係，持病によるストレスなどが挙げられます。

　EAP の個人カウンセリングの入り口は，セルフ・リファーとマネジメント・リファーの２つがあります。

1）セルフ・リファー（任意相談）：利用者本人が自発的に利用する経路

　カウンセリングを希望する従業員あるいは家族は，まず，電話や専用サイト等で予約を申し込みます。この際，予約調整担当者は予約をとるだけでなく，簡単な聞き取りを行い問題の概略を聴取します。これをインテークとよび，相談内容の種類によってメンタルヘルス相談，ワークライフ相談等に分類します。その後，その内容の専門知識を有したカウンセラーが担当者となり，カウンセリングを開始します。もしインテークの段階で自殺やハラスメントなどの緊急性のある内容だと判明した場合は，シニアレベルのカウンセラーが以降の対応にあたります。緊急性が高いケースでは，リスク回避のための緊急のカウンセリングや医療機関や会社との連携といった積極的な介入を行います。

　EAP のカウンセリングは，１回だけの即時カウンセリングと，同じカウンセラーに何回か継続してカウンセリングを受ける予約制カウンセリングがあります。方法は対面，電話・インターネット電話，テキストチャットがあります。対面カウンセリングの場所は，内部 EAP であれば社内の診療所やカウンセリングルーム，外部 EAP であれば EAP 機関が運営するカウンセリングルームおよび EAP の提携先機関のカウンセリングルームです。EAP カウンセリングの相談者の氏名や相談内容は秘密事項として扱われ，緊急性が極めて高いケースを除いて本人の同意なしに職場に知らせることはありません。

2）マネジメント・リファー：上司や人事担当者，産業保健スタッフなど，管理監督者からすすめられて EAP を利用する経路

　マネジメント・リファーは，EAP が勤労者を対象としたプログラムであるからこそ生まれた EAP 独特のサービスであり，本人が問題行動に気づく前，あるいは問題が悪化する前の段階で上司，人事担当者など周囲の人が EAP 利用を促す有効的な方法です。

(2) アセスメントと短期カウンセリング・リファー

　EAP カウンセラーは，初回の面談で相談に来たクライエントに対して，まずアセスメントを行います。アセスメントとは，相談者の問題を明確にするた

めの面接です。クライエントの話をよく聴き，広範囲な質問によって，本人を取り巻く社会，家族，心理，身体的要因など，さまざまな要因の相互作用の結果として，現在生じている現象をとらえます。そして，解決方法の選択をカウンセラーが単にすすめるのではなく，クライエントに丁寧に説明をし，複数ある解決方法からクライエントが選択をするという，クライエント中心の方法で行い，EAP サービス計画を立てます。2 回目以降も同じ EAP カウンセラーによるカウンセリングやコンサルテーションを行うこともありますが，特別な心理療法が必要な場合は専門のカウンセラーを紹介し，医療機関での治療が必要な場合は適切な医療機関を案内します。また，必要に応じて弁護士などの専門家を紹介する場合もあります。このように，適切な専門家に紹介することを「リファー」といいます。

　EAP のカウンセリングは短期カウンセリングを基本にしています。短期カウンセリングは，現在抱えている課題を解決することを目標とし，目標達成のためのカウンセリング方法や必要とする期間についてクライエントとカウンセラーが話し合うことから始まります。問題を解決するためにカウンセラーがクライエントに宿題を出すことも珍しくありません。日記を書いて感情を記録する，認知行動療法[注1]の日誌を実施する，カウンセリングで学んだコミュニケーションスキルを実践する，瞑想・呼吸法[注2]を実践する，といった内容です。面談以外に実践の場をつくることで，クライエントがカウンセリングを有効活用し，早期に効果を得られます。

　慢性精神疾患があるクライエントなど，短期カウンセリングで解決しない場合もあります。その場合は，目標を「長期的治療を安定して得られる医療機関をみつける」「家族や地域資源から十分な支援を得られるようにサポート体制を整える」などとし，短期で達成可能なゴールを立てます。カウンセラーが一生クライエントに付き添うことは非現実的なため，EAP ではカウンセリング終了後にクライエントが長期的な目標を達成できるように足場を固めることに焦点を合わせます。

(3) マネジメント・リファーの流れ

　上司や産業保健スタッフなどから EAP をすすめられた従業員が EAP を利

用する場合，まずインテークの段階で誰かからの紹介かどうかを確認します。
ここで「はい」と利用者が答えた場合は，紹介した上司や産業保健スタッフ
とEAPカウンセラーとの間で情報交換を行う同意をクライエントから得ます。
クライエントが同意するかどうかは，あくまでも任意です。同意が得られると，
EAPカウンセラーと職場との連携が可能になります。目的は，紹介した人と
クライエント本人が解決したい問題の認識が合っているかを確認することで
す。これによりカウンセリングが終了した暁には，クライエント本人の解決し
たい問題が解決するだけでなく，紹介した側の上司や産業保健スタッフもクラ
イエントに職場で安心して仕事を任せたり，業務を続けてもらえるようになっ
たりします。

　セルフ・リファー，マネジメント・リファー，マネジメント・コンサルテー
ションの流れは図4-1の通りです。

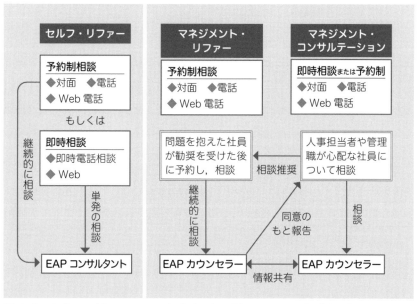

**図4-1　セルフ・リファー，マネジメント・リファー，マネジメント・コンサル
テーションの流れ**

(4) カウンセリングの方法：対面，電話，Web カウンセリング

1) 対面相談

　対面相談は，継続したカウンセリングが基本です。その他の方法に比べ，声や表情からの情報があるため，カウンセラーが最も品質の高いアセスメントとカウンセリングを提供できます。

2) 電話相談

　電話相談には，継続して同じカウンセラーに電話相談を受ける継続型と，1回で終わる即時型とがあります。継続型は対面相談と同様に，毎回同じカウンセラーが担当してカウンセリングを行います。一方即時型は，電話に出たカウンセラーに相談して1回でできる範囲内のカウンセリングを受けます。即時型ではたとえ再度電話をかけたとしても同じカウンセラーが出るとは限らず，また内容も引き継がれている保障はありません。問題が複雑で，1回の電話相談では解決しない場合は，継続相談に切り替えるようにカウンセラーから利用者に促し，医療機関での治療が必要な場合は適切な医療機関を案内して受診をすすめます。即時型の電話相談は，24時間365日でサービスを行うのが世界的な標準です。電話はフリーダイヤルで，携帯電話からもかけられるのが基本です。

3) Web カウンセリング

　Web でのカウンセリングは，インターネット電話で Web カメラを通してのカウンセリング，チャット機能を用いたリアルタイムのカウンセリング，メールによるカウンセリングなど多様化しています。2020年以降の新型コロナウイルス感染症の拡大により，ソーシャル・ディスタンスを保つ必要が出たために一気に普及した Zoom，Microsoft Teams などの Web カメラつきのインターネット電話を通してのカウンセリングは，顔もみえ，対面に非常に近い状況でカウンセリングを受けることができます。また，コロナ禍が収まった後でも，遠隔地のクライエントや仕事が忙しいときに，クライエントが EAP のカウンセリングルームに来る時間を節約できるという利点があります。また，LINEに代表されるように，チャット機能を使ったサービスも徐々に広がりをみせています。電車の中，オフィスの中など声を出しにくい場所からでも，スマートフォンを使ってリアルタイムで相談できるため便利です。

　なお，メール・カウンセリングは，悩み事をメールや Web フォームから送り，

カウンセラーから返信されるという，1990年代に始まった仕組みです。利用者がメールを送ってから24時間，あるいは72時間以内に返信が来ます。その後，2003年にはSkypeサービスの開始，2010年にアップル社iPhoneのFaceTimeサービス，そして2020年にはコロナ禍によるZoom，Microsoft Teamsの普及によって利用者は即時性を求めるようになっており，メール・カウンセリングの利用は非常に少なくなっています。

(5) リファー：医療機関，弁護士などの専門家への紹介

EAPは，利用者の問題の内容に応じてEAP機関と提携・契約関係にあるカウンセラー，あるいはクライアントの問題解決にふさわしい機関や専門家を紹介します。そのためにもEAP機関は信頼の置けるネットワークを維持し，常に最新の情報を得ておく必要があります。専門家に紹介した場合の費用は，提携カウンセラーによる相談は一定回数まで無料，弁護士・ファイナンシャル・プランナーなどは相談者が自身で負担する場合が一般的です。

(6) マネジメント・コンサルテーション

「部下の調子が悪いのだが，どう対応したらよいだろうか」「うつ病の部下がいて職場でぼんやりしているのだが，声をかけたら逆に症状を悪化させてしまうのではないか」など，部下への対応で困っている上司は多くいます。EAP専門家は，部下への対応で悩んでいる上司の相談も受け付けます。このサービスは，EAPによる管理職へのコンサルテーションあるいはマネジメント・コンサルテーションとよばれています。管理職へのコンサルテーションを行うEAP専門家はEAPコンサルタントともよばれ，通常のカウンセリングのスキル以外に，コンサルテーションの知識・スキルを有しています。資格としては，臨床心理士，公認心理師，精神保健福祉士等のカウンセラーとしての資格・経験に加え，CEAP-I（シープアイ）という国際EAP協会認定EAPコンサルタントの資格をもっています。

EAP専門家は，まず上司が部下の問題を整理できるよう支援します。その場合「うつ病」などの診断名への言及は避け，客観的・具体的に職場で問題になっている行動をヒアリングします。職場で問題になる行動の例としては，下

記があります。

・仕事の質やスキルの低下

・出勤状況の変化：遅刻・早退の増加，長い昼休みや休憩，病欠，欠勤が目立つ

・態度の変化や感情の起伏

・同僚との人間関係に変化がみられる

・判断力の低下・時間や物質の無駄遣い

・対立，人間関係が泥沼化，危険人物扱いされる

　EAP 専門家は，上司と整理した問題にもとづいて，解決し到達したいゴールを決めます。たとえば，勤務状態の改善，同僚とのチームワーク向上，顧客対応の改善などです。この問題を解決するために，部下本人が EAP で相談する必要があると上司が判断した場合には，どのようにして利用をすすめるかを具体的に考えます。上司が部下に EAP の利用をすすめるのは簡単なことではありません。いかにスムーズに部下に EAP 利用をすすめるか，そのスキルを上司に指導するのがマネジメント・コンサルテーションのポイントです。EAP 利用をすすめる際のシナリオをつくったり，場合によっては予行練習も行います。EAP 専門家が上司役になり，上司には部下の役を演じてもらうというロールプレイは大変効果的です。

　カウンセリングをすすめられた部下が EAP を利用した場合，マネジメント・リファーのケースとして扱います。マネジメント・リファーの項で説明したように，部下の同意のうえで上司とコミュニケーションをとりながら，部下へのカウンセリングを行います。ただし，上司に伝えるのは，業務に影響する心身の状態や環境調整の必要性など，職場が知るべきことのみであり，相談内容全体や抱えている悩みの秘密は守られます。

(7) 復職支援

　メンタルヘルス疾患が原因で従業員が休職したケースでは，職場復帰の支援に EAP が関わります。その場合の EAP の役割は職場の産業保健体制によって異なります。休職中の従業員のケース・マネジメント，復職に向けてのカウンセリングやリハビリプログラム，職場復帰計画の作成支援，職場の受け入れ

準備のコンサルテーション，復職後の再発防止カウンセリング，必要な資源へのリファーといったさまざまな役割があります。

(8) 惨事が起きた後のストレスケア

　自然災害，従業員の自殺，火事などの惨事が起きたときのストレスケアは，事件に遭遇した人の心理を理解してサポートし，症状がある場合は早期に専門家のケアを受けさせることにより，個人と組織ができるだけ早く元の状態に戻ることを目的とします。惨事が起きたときのストレスケアの進め方としては，カウンセリングの提供だけでなく，最初に人事や現場の管理職へのヒアリングを通して，従業員への心理的影響度をアセスメントします。それにより，個人・グループごとに必要なサポート内容と期間を見極めて提案します。このような場合のストレスケアには，複数の方法論がありますが，共通しているのはグループ支援と個人支援です。

1) グループ支援

　15 人前後の小グループによる研修で，講義＋コーピングスキルの実践を行います。講師からは，事件後の心身の反応の特徴についての講義の後，ストレス・マネジメントの実践の指導があります。

2) 個人支援

　一人 30 分前後で，事件の体験についてカウンセラーが傾聴し症状についての相談を受け，困っていることに関する問題解決を助けます。症状が重い人は専門医に紹介します。

　希望する組織には，PTSD やストレスをスクリーニングするテスト(IES-R 等)を参加した従業員に実施し，高リスク者を見極める指標として使用します。なお，惨事が起きたときのストレスケア方法論の代表的なものとして，PFA（サイコロジカル・ファースト・エイド），メンタルレスキュー，EAP のマルチシステム・レジリエンスアプローチなどがあります。

(9) ワークライフサービス

　グローバル標準の EAP 機関では，心理相談に加えてワークライフサービスを提供しています。ワークライフサービスとは，従業員の仕事と家庭の両立を

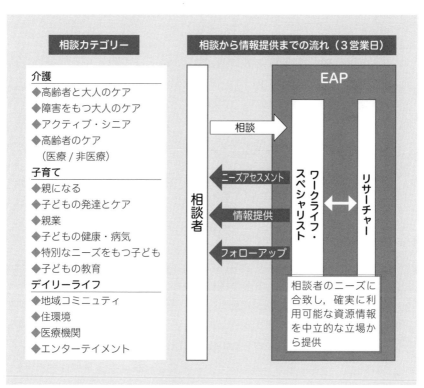

図 4-2　ワークライフサービスの流れ

支援するためのサービスのことです。具体的には，従業員から育児や介護など
の家庭における相談を受け，ニーズのアセスメントと課題解決のサポートをし
ます。多くの企業では子育て支援制度を用意しているものの，出産を契機に退
職する従業員は後を絶たず，また介護支援制度では制度があっても使われてい
ない現状があります。せっかくつくった制度も，本当に使ってよいのかどうか
わからない，介護問題を抱えていることを会社に知られたくないという心理的
バリアにより使用されないケースがあります。そういうときは専門家に相談し，
方向性をみつけるのを手伝ってもらうことが役立ちます。EAP では従業員へ
の心理的サポートをしてきたノウハウから，単なる制度の情報提供だけではな
く，本人の状況をアセスメントしてのベストマッチングの情報提供をします。
ワークライフサービスの流れは図 4-2 の通りです。

事例　ワークライフサービスの利用

　30 代女性，営業職。出産後は時間短縮制度を活用しているが，営業職という特性から徐々に残業が増えたうえ，子どもの病気による急な休みや早退も発生し，仕事に支障が出はじめたためワークライフサービスに連絡した。その結果，残業で遅くなりそうなときに代わりに子どもを保育所に迎えに行ってくれ，子どもの急な病気にも対応できるシッター・サービスの紹介を受けた。また，よいシッターの選び方，シッターとの接し方などのアドバイスを受け，仕事と子育てを両立することができている。

(10) ウェルネス・コーチング

　ウェルネス・コーチングは欧米の優良企業ではすでに定着しており，効果に関するエビデンスも報告されています。近年では日本でもいくつかの優良企業で実施されている例があります。ウェルネス・コーチングは，動機づけ面接法を用いてクライエント自らが自分の心身の健康に関わるビジョンを立て，自ら変わりたいという熱意をもってゴールを達成するのを支援するプロセスです。保健指導と違うのは，従業員の「症状や診断名」など問題へのフォーカスではなく，より健康になるためのポジティブな取り組みである点です。行動分析をベースにした手法で，4 週間程度の継続的な支援が提供されると行動変容が実現できるというエビデンスがあります。主に，禁煙，ダイエット，運動，睡眠などについて従業員が目標を達成するのを支援します。健康な従業員は生産性が高いというエビデンスがあり，ウェルネス・コーチングは労働者が健康で効率的に働き続けるツールの 1 つとされています。

(11) 研修・教育

　第 1 章で，職場のメンタルヘルス活動の 1 つとして教育研修が挙げられていましたが，EAP を導入した場合，まず相談窓口の利用を促進するために研修を行います。ストレス・マネジメントや部下のメンタルヘルスケアに関する研修を受けることによって，従業員は自分や部下の問題の相談方法を知り，また，

EAP カウンセリングやコンサルテーションの概要がわかり，自分も相談しようと思うようになります。最近ではメンタルヘルスだけでなく，ハラスメント予防教育，傷病休職者への対応方法，ストレスチェックに関する研修，リスクマネジメント分野の研修も EAP によって提供されています。

　一方，健康な従業員をもっと健康でパフォーマンスを伸ばすための研修として，ストレスを軽減する瞑想法であるマインドフルネス研修，逆境や変化を上手に乗り越えるスキルであるレジリエンス研修，ポジティブシンキング，ワーク・エンゲイジメント，チームビルディング，コミュニケーション向上研修などが EAP によって提供されています。企業は，EAP を不調者だけではなく，健康な従業員のためにも有効活用するべきです。

　研修のコンテンツは，組織や従業員のニーズに合わせてカスタマイズすることが重要です。研修デザインの専門家と一緒に，研修によって従業員の行動がどのように変容するとよいのか，目標が達成したかどうかをどのようにして測るのかを決めます。これを学習目標とよび，学習目標が決まってから時間制限などを考慮しながら研修骨子を組みます。

(12) 職場のストレスチェック

　2014 年 6 月に労働安全衛生法の一部を改正する法案（通称ストレスチェック義務化法案）が国会で可決・成立し，2015 年 12 月からストレスチェック制度がスタートしました。目的は，ストレスチェックを実施して早期に労働者のストレスをみつけて対処することにより重症化を予防，また，ストレスの原因が職場にある場合，職場改善によって労働者のストレスを低減することです。

　ストレスチェックの実施には法律で定められている専門家が必要であり，また，実施プロセスの複雑さから，多くの企業は EAP 機関等の外部機関に実施を委託しています。EAP プログラムを導入している場合，ストレスチェックの結果にもとづいて EAP カウンセリングでフォローできる体制をつくることにより，ストレス予防につなげることをおすすめします。

❺ チェックリストの活用による
EAP プログラムのデザイン

　ではここからは，国際 EAP 協会（EAPA）による『EAP に関する EAPA 規格及び専門家のための手引き（2010 年版）』をもとに作成したチェックリストに沿って自社のプログラムをチェックしてみましょう（表4-1）。「×」（できていない）および「△」（一部できている）にチェックが入った項目については，いつまでにどう実行するかの計画を立てましょう。また，「○」（できている）にチェックをした項目に関しては，具体的にできている証明となる書類を印刷あるいはコピーして，1つのバインダーあるいはフォルダに入れておきます。このように，○部分に関するドキュメンテーションを抽出し，作成・整理することがセルフスタディにおいて重要な部分です。△および×の項目にチェックした項目も到達しだい，バインダーに追加します。なお，このチェックリストは世界各国に当てはまるように作成された国際規格のため，それぞれの国の法律は考慮されておらず，わが国でこのチェックリストを活用する場合は，産業保健の実情に応じた運用が必要です。

表4-1　チェックリスト（国際 EAP 協会［EAPA］，2010 をもとに作成）[注3]

＊各項目の評価欄に，できている（○），できていない（×），一部できている（△）でお答えください。

I. プログラムの設計

	必須の項目	項目内容の記述	評価
A：ニーズアセスメント	1	プログラムの設計は，以下のことを含めた組織の問題を考慮に入れて行っている。 ａ．組織の種類，業務および製造物の種類 ｂ．組織のミッション，規模 ｃ．人種，民族，性別および文化的な多様性などを含む，労働力の人口構成 ｄ．遠隔およびテレワーク従業員を含めた事業場の数と分布 ｅ．団体交渉による合意事項	
	2	プログラムの設計は，組織に属する従業員その他サービス利用者のニーズを考慮に入れて行っている。	
	3	プログラムの設計は，組織のリーダーのニーズと目標を考慮に入れて行っている。	
	4	プログラムの設計は，組織内のほかの部署の方針との調和を図るという観点から，EAP のニーズに影響があるような組織変更があった場合に修正することが可能な形で作られている。	

	5	アセスメントプロセスは，プログラムがニーズの変化に応じて進化していけるように，継続して行っている。	
B：法規遵守	1	EAP は，サービス提供，業務運営および／またはプログラムの認可に関連したすべての法律，法令を遵守するように運営されている。	
C：アドバイザリー（諮問委員会*¹）	1	アドバイザリープロセスには，以下からの代表が含まれている。 a．組織のリーダー b．現場の従業員 c．EAP に関連する部門 d．労働組合がある会社の組合のリーダー	
	2	アドバイザリープロセスは，性別，民族，および従業員全体における文化の多様性を反映するものである。	
	3	アドバイザリープロセスに参加する人々は，EAP の守備範囲，目的および運営方法について組織のほかの人々に効果的に伝えることができるよう教育を受けており，それが確実に実施される仕組みがある。	
	4	アドバイザリープロセスは，以下の事柄に関する助言や提案を提供している。 a．EAP の目標と目的，プログラム内容，実施計画，利用促進，運用および評価 b．EAP サービスの利用 c．EAP の守秘性の理解とその限界 d．考慮に入れるべき組織とその従業員の特性の抽出	
D：サービス提供の仕組み	1	EAP サービス提供の仕組み（内部・外部・折衷型）は，組織とその従業員の特有のニーズを反映している。	
	2	サービス提供の仕組みは，組織のどの部署からでも等しくサービスが受けられるように利用を促すものである。	
	3	サービス提供の仕組みは，健康保険組合のような関連するプログラムとの間で補完し合うとともに，サービスの重複を省くように設計されている。	
	4	サービス提供の仕組みには，EAP がその目標と目的を達成でき，EAPA 規格の必須要素を満たすに足る十分な資源が配分されている。	
	5	外部 EAP サービスを受ける組織は，少なくとも 1 名を外部 EAP との窓口として任命している*²。 a．EAP との窓口になるスタッフは，職務記述書に，EAP の窓口としての役割が明記されている b．EAP との窓口になるスタッフは，利用状況データをレビューしたり，組織内における EAP 関連の教育訓練ニーズを確認したり，生産性の問題や仕事のパフォーマンスに影響を及ぼす可能性がある従業員の個人的問題の解決を支援するために EAP サービス利用を奨励したりして（ただしこれらに限定されない），EAP の成果をモニターしている	

E‥EAPに関する組織としての方針声明	1	方針声明は，次に掲げる項目が含まれている。 a．心身ともに健康な従業員は組織にとっての財産であり，従業員がEAPの提供する適切なサービスを受けられることは，労使にとって有益である b．アルコールおよびその他の薬物乱用，ストレス，結婚，家族，およびその他の個人的な問題は，業務の遂行，健康および生活の質に影響を及ぼす可能性がある。このような問題は，それが業務の遂行や生産性および安全に影響を及ぼす場合には，組織がそのような問題に関わることは，法律に照らしても正しいことである c．従業員は自発的にEAPに支援を求めてよい。また管理者による建設的な直面化を通して，プログラムへ従業員を紹介してもかまわない。EAPが提供するサービスの利用の結果として，雇用の安定が脅かされてはならない。ただし，法による命令がある場合にはこの限りではない。しかしながら，EAPを利用する従業員は，組織が求める業績期待レベルに従うことが期待される d．すべてのEAPでの相談記録は，守秘とされる。また相談記録は，人事記録には含まれない。法律および組織の方針にもとづく守秘義務の限界は，明確に記述されている	
	2	EAPの方針は，就業規則，労働基準法，労災補償制度，男女雇用機会均等法など関連する法律や規則と矛盾がない。	
F‥実施計画	1	実施計画では，実施のプロセスにおける，すべての部門の責任を明確にしている。	
	2	実施計画では，広範囲かつ継続的な利用促進，情宣，および教育戦略を含めて，「EAP企画および専門家のための手引き」にその概要が示されている必須要素をすべて盛り込んでいる。	

II. 運営管理

	必須の項目	項目内容の記述	評価
A‥EAPの管理	1	EAP管理・運営の手続きには，以下のようなすべての重要なプログラムにおける手続きが記載されている。 a．EAPサービスを利用するためのアクセスルート b．問題の確認とアセスメント，専門家などへのリファーおよび短期的な問題解決の手順 c．EAPカウンセラーの治療計画への参画，治療者との連携，治療の終結，フォローアップ，モニタリングおよび治療計画に従わない場合の報告 d．規律維持（けん責から懲戒まで）へのEAP専門家の参画（もしあれば）およびマネジメント・リファーの手続き e．EAP専門家と組織リーダーとの協働およびコミュニケーション f．トレーニング，コンサルティング，重大事故対応といった組織サービスの提供	
	2	EAPの手続書には，役割の明示，責任および遂行すべき任務の定義，求められる資格，経験，技能および知識の要約など，EAP専門家の立場に関する記述が含まれている。	
	3	手続きは定期的に見直され，改定されている。	

B：要員配置のレベル	1	以下の要因を考慮して EAP に必要な人員配置の水準を決定している。 ａ．労働力の規模と配置 ｂ．従業員人口の多様性 ｃ．健康保険その他組織が提供する福利厚生の範囲 ｄ．EAP のカバーする範囲とメニュー ｅ．大災害，大規模の人員整理，工場の閉鎖など，組織に対してインパクトのある特有の潜在的事態	
C：スタッフ及び提携先を評価する基準	1	直接雇用のスタッフなのか業務提携先のスタッフなのかにかかわらず，EAP に関するサービスの提供を行う者は，すべて EAP の実務，アルコールおよびその他の薬物問題，メンタルヘルス問題，人事管理，労使関係および組織力動の分野における訓練を受け，これらの分野に精通している。	
	2	EAP サービスのスーパービジョンもしくはコーディネーションにあたる者はすべて，CEAP 資格を保有するか，または CEAP 資格取得に向かって進んでいることを示している。	
	3	EAP においては，EAP サービスを提供している提携スタッフやその他の個人に対して，CEAP 資格を保有するか，または CEAP の資格取得を促進する仕組みを備えている。	
	4	それぞれの EAP 専門家の直属監督者は，個々のカウンセラーおよびプログラムが設定した目標と目的にもとづいて，定期的な業績評価を行っている。	
	5	EAP では，不調に陥った EAP 専門家のために，リファーの手続きと復帰の手引きを制定している。	
D：提携先の管理	1	EAP は，すべての提携先が，EAP における自らの役割に関連した方針，手続きおよび責任を理解し，受け入れていることを確認する仕組みを備えている。	
E：EAP に関するコンサルテーションとケース指導	1	EAP 専門家またはアフィリエイトのニーズに従って行われるコンサルテーションは，EAP の特質に通じている人物またはグループによって，提供されている。	
	2	EAP 専門家は，法律に関する専門家からのコンサルテーションが受けられる。	
F：専門性の向上	1	EAP は，すべての EAP 専門家に対して CEAP 資格の取得や保持を奨励している。	
	2	EAP は，EAP 専門家に対して，EAP に関係する専門的な会議やトレーニングプログラムの参加を奨励している。	

G :: 記録とその管理	1	EAP は，直接提供するすべてのサービスと行った提案についての記録を，後でみることが可能な形で保持する仕組みを備えている。	
	2	EAP の記録は，すべての関連する法令にもとづいて保存されている。	
	3	EAP の記録は，法令と組織の方針が求める最小の期間保存されている。	
	4	記録の保管，移動，破棄は，その秘匿性が確保される方法でなされている。	
	5	EAP の記録が，調停，訴訟，その他の紛争に巻き込まれることのないように，記録は適切なステップに沿って管理されている。	
	6	EAP の記録は安全な場所に保管されており，それを利用できるのは，権限をもつ EAP のスタッフに限られている。クライエントの記録およびそれを保管する部屋には施錠し，電子データは安全な環境で保持されている。	
	7	EAP には，郵便，ファックス，電子メール，そのほかの電気通信技術によって送信された情報の秘匿性を保持するプロセスがあり，そのためにあらゆる努力を払っている。また，いかなる通信手段を用いる場合でも，情報公開の限界に関する利用者への説明が含まれている。	
	8	EAP 記録の内容は，サービスデリバリーシステムの範囲と一致している。	
H :: リスク管理	1	すべての EAP プログラムと EAP 専門家は，専門家として十分な，またそのほかの点においても妥当な損害賠償保険に加入している。	
	2	EAP は，法的な要求に対応するための手続きが確立されている。	
	3	すべての EAP カウンセラーは，自己の受けた訓練および／または資格もしくは認定の範囲で，業務を実施している。	
	4	情報開示の書式，確認書，サービス同意書などの EAP に関する書類は，その書式を標準化して使用している。	
I :: 倫理	1	EAP では，プログラムに携わるすべての者が「EAPA 倫理綱領」を読み，理解し，その遵守に同意していることを確認する仕組みがある。	
	2	EAP では，プログラムに携わるすべての CEAP 資格保有者が，「専門家の行動に関する EACC 行動規範」を読み，理解し，その遵守に同意していることを確認する仕組みがある。	

III. 守秘義務および法律・規範が権利保護に与える影響

	必須の項目	項目内容の記述	評価
A :: ニーズ	1	EAP では，クライエントの機密を保持するとともに，会社の方針，定款，法令・規則や裁判所命令など守秘義務を制限する条件について，完全に開示する仕組みがある[*3]。	
	2	EAP では，すべてのクライエントが秘密保持の限界を記述した「確認書」を読み，署名するように求める仕組みがある。また，電話カウンセリングのクライエントには，秘密保持の限界を伝え，そのことをクライエントの EAP 記録に記載する仕組みがある。	
	3	EAP では，クライエントの秘密保持の権利が定款，法令，規則または組織の方針によって影響を受けるときは，そのことをクライエントに知らせる仕組みがある。	

	4	EAP では，業務遂行能力の低下を理由に EAP へのリファーがあった場合，どのような情報を組織のリーダーが EAP から受け取ることになるのか，その方針と手続きのなかで記述している。	
	5	EAP カウンセリングルームのレイアウトと配置は，クライエントのプライバシーを守るように配慮されている。	
	6	EAP では，提携先を含めたすべての EAP カウンセラーに対して，秘密保持に関し，定期的に教育する仕組みがある。	
	7	EAP は，個人情報の保護や，EAP の守秘義務に関連する法令を遵守して，運営されている。	

IV. EAP が直接提供するサービス

	必須の項目	項目内容の記述	評価
		EAP による直接のサービスの対象となるのは，次の 3 つのグループである。 a．従業員ならびに利用資格のある家族 b．組織のリーダー c．組織全体	
A：問題のアセスメントとリファー	1	必須の要素：EAP は，クライエント個別の強みと弱み，問題とニーズを特定し，さらにそれを記録・評価し，適切な行動計画を作成する。アセスメントの際の基本的な要素には，以下のものが含まれている。 a．問題についてのクライエントの申告（主訴） b．本人および周囲へ及ぼされるリスクのレベル c．きっかけとなった出来事 d．職務遂行に及ぼす影響 e．ほかの日常的な活動への影響 f．問題に関する過去の出来事，解決に向けた試みを含む g．アルコールおよび薬物（合法含む。使用／乱用歴） h．相談に関連した健康の問題 i．問題に関連した家族歴 j．観察された精神的／情緒的状態 k．実証的データ（検査結果など） l．初期的見立て	
	2	EAP においては，問題の確認とアセスメントの過程で明らかになったクライエントのニーズ，クライエントを取り巻く環境，サービスの利用可能性とサービスへのアクセスなどを考えてリファーの提案と資源の選択を決断している。	
	3	EAP においては，必要とされる支援が EAP の範囲を超えていると判断したときは，クライエントを適切なサービスにリファーしている。	
	4	EAP カウンセラーは，クライエントの支援者として，適切なタイプと水準のケアが確実に受けられるよう行動している。	
B：危機介入	1	EAP では，危機介入サービスが 24 時間いつでも利用できる手続きを整えており，有資格専門家によって対応している。	

C…短期問題解決	1	短期問題解決法が適切である事例と，外部資源にリファーすべき事例とを識別するための手順がある。	
	2	短期問題解決法をとる場合には常に，EAP カウンセラーは，クライエントと同意した個別の行動プランを作成している。	
	3	EAP 専門家がリファーすることが適切と判断したときは，クライエントがリファーを受け入れ，リファー先での提案を実行するように，動機づけのためのカウンセリングを行う。	
D…ケースモニタリングとフォローアップ	1	医療機関にリファーされたクライエントに対して，EAP カウンセラーは，サービス計画，目標および目的の達成を支援するために，そのクライエントとリファー先に適切なコンタクトを保っている。	
	2	従業員が業務能力の低下を理由に EAP にリファーされた場合，EAP カウンセラーは，サービス提供の過程にある間，守秘義務の制約を守りながら，リファーを行った側との対話を継続している。	
	3	EAP では，クライエントのケース・マネジメントやフォローアップに対する範囲や方法（基準，パラメーター）を確立している。	
	4	EAP では，すべてのモニタリングとフォローアップ活動を，クライエントの EAP 記録のなかに記載している。	
E…組織のリーダーへのトレーニング	1	EAP は，組織のリーダーに対して，以下の内容を盛り込んだトレーニングを継続的に行っている。 a．EAP の目的：従業員の抱える問題の業務遂行への影響；問題を抱えている従業員の取り扱い b．EAP におけるリーダーの役割：従業員に支援が必要であることの認識；EAP へのリファーの方法；直面化やリファーへの障害 c．EAP とほかの組織機能との相互関係：人事労務の活動；守秘義務；復職支援；EAP と法規制の関係	
	2	EAP には，トレーニングセッションの評価を行い，文書化する仕組みがある。	
F…マネジメント・コンサルテーション	1	EAP においては，組織のリーダーおよび管理職が，問題を抱えている従業員に関して EAP に相談することをすすめている。	
	2	EAP は，組織のリーダーおよび管理職に対して，問題を抱える従業員にどうアプローチすればいいかのコーチングを提供している。	
G…組織へのコンサルテーション	1	EAP は，組織の問題とニーズに取り組むため，リクエストに迅速に対応する仕組みがある。	
	2	EAP は，組織の問題が職場における従業員の行動や従業員の心身の健康に影響を与える可能性のあるときは，可能であればいつでも，その問題に関して情報をインプットし，解決プランの立案に参加する仕組みがある。	
H…プログラム促進と教育	1	EAP は，従業員へのオリエンテーション，掲示板，Web ページ，予防とセルフケアに関する印刷物，ニュースレター，グループミーティングなどさまざまな方法を通じて，EAP プログラムを推進している。	
	2	EAP の利用を促進する努力は，組織の固有の特徴やニーズおよび従業員の数などにもとづいて行われている。	

V. 戦略的パートナーシップ

	必須の項目	項目内容の記述	評価
A ‥ 組織内部の活動	1	EAP は，以下に述べるような，組織内のさまざまな部署や職能との間に，協働関係を築く仕組みがある[*4]。 a．上級経営層 b．ヒューマンリソース （人事部） c．労働組合 d．警備 e．危機管理 f．法務 g．福利厚生 h．トレーニング i．労働安全衛生 j．組織開発部門 （Organization Development : OD） k．コンプライアンス l．セキュリティ m．産業保健 n．広報	
	2	EAP においては，中立性を保つために組織のなかに適切な境界線を引き，その役割を定義し，かつ，他部門とのチームワークを促進している。	
	3	EAP においては，ワーク／ライフ，健康管理およびその関連サービスと建設的な協力関係を築いて，それを維持するよう努めている。	
B ‥ 地域資源	1	EAP においては，従業員がタイムリーで適切かつ確実に医療ケアを受けられるように，主治医およびほかのゲートキーパーと連携する仕組みがある。	
	2	EAP は，以下のような尺度で利用可能な資源を確認し，評価し，選択する仕組みがある。 a．空き状況（予約がとれるか） b．守秘 c．EAP との連携の意思 d．提供されるサービス e．アクセスのよさ f．立地条件 g．職場に関しての知識 h．専門家としての資格 i．対応の迅速さ j．費用と支払いシステム k．患者の権利の保護	
	3	EAP は，外部の医療専門家および地域資源と，直接，定期的な接触を保持する仕組みがある。	

VII. 評価

	必須の項目	項目内容の記述	評価
評価	1	EAP においては，少なくとも以下の項目を含んだ，書面による評価計画を作成している。 a．プログラムの目標と目的に関する記述 b．プログラムが目標と目的に合致しているかどうかを判断するのに用いられる評価方法についての記述。評価の方法は，一般的に受け入れられていて，正当な根拠があり，かつ信頼できるものでなければならない c．評価を実施するための日程と行動計画	
	2	EAP は，最低でも年に一度，評価計画に沿って評価を実施している。	
	3	EAP は，最低でも2年に一度，評価計画を見直し，それを更新している。	
	4	進行中の評価の一環として，EAP は，プログラムのそれぞれの要素とサービスに関するすべてのデータを収集する仕組みがある。	
	5	評価の過程には，プログラムとサービスおよび組織と従業員からのプログラムの目標と目的に対する支持の度合いについて，ステークホルダーからのフィードバックを得る仕組みが含まれている。	

＊1　国内においては，安全衛生委員会を「諮問委員会」とみなす場合が多い。

＊2　外部 EAP との窓口スタッフは内部 EAP スタッフでもあり，衛生管理者，人事，保健師，看護師，心理職などがなることが多い。

＊3　利用者の守秘，個人情報保護，産業医・産業保健スタッフ，内部 EAP スタッフとの情報交換の手続きについては，EAP 実施計画に，明記しておくべきである。

＊4　産業医，保健師，看護師，心理職との連携関係は非常に重要な協働関係である。

❻ EAP プログラムデザインの具体例

　最後に，EAP プログラムを導入，実施した具体例を紹介します。先述した通り，各組織における状況によって EAP プログラムのメニューの組み方や実施方法は異なります。本節の例を参考にしてください。

①教育研修からの EAP 導入例

　ある建設業ではアルコール依存が問題としてあがり，あるソフトウェア会社では，管理職のコミュニケーション・スキルが問題となっていました。まずそこに対して重点的に相談サービスを導入し，それぞれ，飲酒問題に関する研修，および，管理職へのコミュニケーション研修を実施しました。

②高リスクの業務に就いている方たちへの重点アプローチからの EAP 導入例

　ある製造業では，新入社員を近年採用しておらず，しかも製造工程の大半をアウトソーシングしているため，業務委託スタッフのマネジメントを20代の正社員が担当していました。非常にストレス度が高く，30歳前後でうつにな

る人が多いという傾向がみられました。この企業では，この人たちをターゲットに予防的なコンサルテーションを行うことになりました。

③ストレスチェックの活用例

　海外に本社のある企業の日本支社では，同僚の支援が低く，仕事の裁量度が低いというデータが出ました。結果として仕事のストレス度（総合健康リスク）が163と全国平均よりもかなり高く出てきました。このストレスチェックを受けるきっかけとなったのは，同じ部署から8人の技術者が辞めるということがあったからです。

　まず，このストレスチェックの結果をその部署に関係する課長クラスの人たちに告げ，どうして辞めてしまうのか，どうしてストレスが高いのか，仕事の裁量度が低いというのはどういうことなのか，同僚と上司のサポートが低いというのは具体的にはどういうことなのかなどを，ブレインストーミングしてもらいました。

　こうしたことを通してわかったのは，海外の本社から取り寄せた製品を日本の顧客に納入したとき，不具合が出ても本社はそれを取り合ってくれないという状況があるということでした。本社にとっては，日本のマーケットはごく一部であり売り上げ規模も大きくないことから，不具合を直したり，次の製品に反映されたりすることもなく，結果として，社員は顧客のところに謝罪に行くことが多かったようです。よい製品を提供したいと思っているのに，それができなかったのです。このようなことが仕事の裁量度が低いというデータの原因でした。また結果として日本の顧客を失っており，それが業績の低下に起因していることもわかりました。この問題は，本社の人事のトップに伝えることになりました。そこからこの事業を担当する副社長に伝えられ，業務の見直しが行われました。

　EAPは，生産性や業績という点に注目します。したがって，社員のストレスチェックがこうした組織の問題を解決することに展開していくことはよくあります。

④EAPの利用促進の例

　あるIT企業では，外勤の社員が大半を占めているため，イントラネット上に個別相談の予約フォームを入れたところ，それによって，利用率が高まりま

した。

⑤ EAP 利用率の目標値について

　ある企業では，EAP 導入後の効果測定の指標として個別相談の利用率を採択しました。この利用率というのは，従業員の数に対して何人が利用したかという数値で，1,000 人の従業員がいて年間 50 人の人が利用すれば，5％ということです。同じ人が同じ問題で 5 回面談しても，それはあくまでも 1 ケースという計算です。1 年目 1％，2 年目 2％，3 年目 3％という目標にしました。

　欧米での平均利用率は年間 5％ですが，日本での利用率は，1 年に 2％が平均といえます。1 年目，2 年目とだんだん利用率が上がってきて，3 年目でだいたい平均 2％くらいに落ち着いてきます。

　以上，EAP プログラムを組織で効果的に活用するためのセルフチェック項目を紹介したうえで，導入例を紹介しました。自社の EAP プログラムが十分な内容のプログラムかどうかを判断するために，ここで紹介した国際 EAP 協会による『EAP に関する EAPA 規格及び専門家のための手引き』をぜひご活用ください。

《注》

注 1　現在生じている問題を具体的にし，考え方や行動などの変えやすい部分から少しずつ変えていくことで，問題の解決を目指す心理療法。

注 2　呼吸を整え，心を落ち着けさせることで，ストレスの軽減や集中力アップなどがもたらされるために行われる心理療法。

注 3　国際 EAP 協会の許可を得て掲載している。

第 **5** 章

内部EAPの評価方法について

COA 評価項目の実践的な
活用方法の説明

市川佳居

❶ 内部 EAP の評価項目

（1）COA とは

　EAP は結果がみえにくいプログラムですので，品質の評価が難しいといわれています。しかし，従業員の心のケアを担ってもらうためには，品質の担保は非常に重要です。EAP 先進国のアメリカでは，一定の質の確保ができている EAP 機関に対し認証を与える制度が確立していて，人財サービスに関するアメリカ最大の認証機関である COA（Council on Accreditation）がこれを行っています。

　産業医科大学では COA の認証方式を国内に取り入れ，EAP 認証制度（日本版 COA）を行っています。この制度は EAP サービスを購入するクライエント企業にとって，EAP 会社選択の目安となるとともに，EAP 機関にとってもサービス品質の向上や組織運営の強化につながります。産業医科大学の認証制度は，外部 EAP の認証制度ですが，アメリカの COA 本部では内部 EAP の認証制度も行っています。本章では，COA 本部の許可を得て，内部 EAP の認証のための評価基準を翻訳して紹介します（Council on Accreditation, 2018）。

　企業が直接 EAP カウンセラーや精神科医を雇用して，社内に EAP プログラムを導入する場合にやるべきこと，品質確保の留意点，また，すでに導入している場合に足りないところはないかなどを確認するために，COA の内部 EAP 評価項目をご活用ください。

　COA 認証を得るためには，COA 本部から評価者が派遣され監査を受けるというステップがあります。内部 EAP の場合，認証までは行わなくても，この章で紹介する COA の評価項目（4 段階）を活用し内部 EAP の社内監査を行い，今後の品質管理・品質向上に役立てることをおすすめします。

　なお，下記の評価項目には内部 EAP だけでなく，外部 EAP にも当てはまるような文言がありますのでご了承ください。たとえば，「顧客企業」「クライエント」等の用語が出現しますが，内部 EAP の場合は，企業内顧客である EAP の対象組織や利用者のことを指します。

(2) 評価方法

評価は以下の4段階になっています。

①認定基準を完全に満たしている，または目標達成のうえで優れた能力を発揮している

②認定基準を実質的に満たしている，または目標達成に妥当な能力を発揮している

③認定基準を部分的に満たしている，または目標達成については懸念すべき点がある

④認定基準を満たしていない，または目標達成のうえでは不十分な能力である

　COA 認定を取得するには，すべての項目で①，あるいは②を取得する必要があります。COA の項目を EAP プログラムのセルフチェックあるいは内部監査として使用する場合，すべての項目が①，②になることが目標ですが，③，④の項目に関しては，企業や事業所の実情に応じて中長期的に改善する計画を立てることをおすすめします。

(3) 内部 EAP の評価について

　内部 EAP を行うためには，まずは以下の項目について，文書化する必要があります。

項目	評価 高←——→低			
	1	2	3	4
a. 提供されるサービス				
b. 予算と人員				
c. どのように守秘義務が維持されるか				
d. EAP とその所属会社との間の法的関係				
e. ワーク・ライフ・バランスや健康増進など，組織のほかの関連部門の役割と責任の明確な責任範囲				
f. EAP およびすべての EAP 活動の責任の明確な範囲				

1) 各項目の補足説明

a. 提供されるサービス

　対象会社のニーズに沿って提供する人的資源の支援の構成要素を整理して明文化します。EAP の8つの基本業務（コアテクノロジー）とその周辺業務が

あります。周辺業務の代表的な例には，心理相談（メンタルヘルスカウンセリング），復帰支援，ワークライフ，クライシスサポート，家族支援，マネジメント・コンサルテーション，ストレスチェック後のフォローなどがあります。

b. 予算と人員

　提供されるサービスによって誰が内部 EAP を運用するのか。資格要件や実務経験要件および運営に関わる費用の予算化が明文化されていて，予算形成のプロセスに沿っていることが必要です。

c. どのように守秘義務が維持されるか

　内部 EAP は社員とその家族からの相談に応じて支援を提供します。その記録の保管方法や守秘義務遵守方法について手順があり，明文化されて周知されているか。また守秘義務の限界について明文化されていて，リスク事例の際には情報開示の手続きについてプロセスが明文化されていることが必要です。

d. EAP とその所属会社との間の法的関係

　内部 EAP の担当者は直接雇用なのか，顧問契約なのか，業務委託契約なのかなど，法的関係が明確で説明ができるような状態が理想です。

e. ワーク・ライフ・バランスや健康増進など，組織のほかの関連部門の役割と責任

　産業保健スタッフや人事労務担当，福利厚生担当，法務部とはどのように連携するかが明文化されていて，告知できる状態が理想です。

f. EAP およびすべての EAP 活動の責任の明確な範囲

　EAP 担当者と，その活動のできることと限界が明文化されていることが望ましいです。

Point !

自己評価（セルフスタディ）

自己評価とは下記の評価基準に沿って自社内の EAP を自分で評価することです。足りない部分があれば明確にし，整備計画を立ててその予定に沿って進むことが重要です。

2）プログラムの導入（デザイン）と契約管理

　組織のニーズと契約上の義務によって，提供される EAP サービスとサービ

ス使用率レポートの内容が決定されます。以下の表を参照して評価を行いましょう。表の見方については以下の通りです。

> COA の評価項目は第 1 章〜第 11 章までありますが，本書では第 3 章〜第 11 章のなかで，日本の EAP に関連する項目のみを抜粋しています。表内の EAP3.01 とは，COA の評価項目の第 3 章の小項目 1 ということを意味しています。また，表内にある「除外条件」とは，この評価項目が適用されない条件を示しています。

項目 #	項目	評価 高←→低			
		1	2	3	4
EAP 3.01	EAP は組織と協力して，EAP と組織のタスクと責任，および完了予定表を特定するプログラム作成を容易にするための履行計画を策定します。 履行計画を作成するために収集される可能性のある情報の例としては以下の通りです。 a. 重要な問題領域を特定するための個人および管理担当者の機密調査 b. 従業員プロフィールと人口統計 c. 従業員欠勤率 d. 従業員離職率 e. 事故によるけが f. 健康保険コスト g. 労災 h. 前回の EAP の利用情報 i. 過去のリスクの高いケースおよび継続中のケース・マネジメントを必要とするケースの継続的なケアのための移行計画 j. 顧客組織に適用される規制および法的要件 k. メンタルヘルスおよび／または依存症に対する保険請求の履歴 l. ワーク・ライフ・バランス，健康増進，産業保健，疾病管理プログラムなど，顧客組織のほかの関連する職場プログラムの内容と利用実績				
EAP 3.02	履行またはプログラムの計画には，プロモーションと従業員コミュニケーションのためのメカニズムが含まれます。メカニズムのなかには以下が含まれますが，これだけに限定されるものではありません。 a. 印刷物 b. 会社のウェブサイト c. リファーリソース・データ・ベース d. 自動メーリングリストサービス，ディスカッション・グループ，チャット・ルーム，インスタントメッセンジャー，およびほかの電子通信ツール e. 管理職および組合のトレーニング f. 従業員オリエンテーション g. EAP とワーク／ライフや健康増進など，ほかの関連プログラムとの統合のためのブランディグ調整 h. そのほかのプロモーションと教育活動 **解釈**:たとえば複数のプログラム結合や共通の Web ポータルの使用など，EAP をほかのプログラムと統合する計画が提案されることがあります。				

EAP 3.03	EAP プログラムを開始する前および更新時に，EAP と主催団体または顧客組織は報告実務のために以下を決定します。 a. 個々のサービスのためのケースの定義（ケースオープンおよびケースクローズの基準） b.「新しい」クライアントの定義（クライアントは潜在的に複数のサービスの事例がある可能性のある人物である） c. その期間ごとに予測される臨床およびアカウントマネージャーの工数（たとえば時間数） d. EAP サービスのアセスメントに使用される成果と指標 e. サービスパフォーマンスの基準が満たされているかどうかをアセスメントするために必要な根拠 f. サービスユーザーの満足度とアセスメントを測定するために使用される方法 g. サービスを利用した後の結果（サービスに対する満足度，全体的な改善のレベル，作業パフォーマンス／生産性の変化のレベル，欠勤における作業パフォーマンスのレベル）をアセスメントするための測定プロセス h. 個々のサービスの利用状況をどのように数えて計算するか（カウンセラーが提供するサービスの利用時） i. ほかの非臨床個人サービスの利用状況をどのように集計して計算するか（EAP がファイナンス支援，法律支援，ワークライフサービスなどのために提供するサービスの使用等） j. マネジメント・コンサルテーションやほかの組織レベルのサービスの利用状況をどのように集計して計算するか（管理職だけ，および管理職や就労者のグループとのカウンセリング，外傷事象や危機後の現地サポート，組織変更のサポートなど） k. インターネットおよびウェブサイトの EAP サービスの利用状況をどのように集計して計算するか（一般的な情報，教育リソース，ウェブセミナー，業務委託者（外部 EAP 等）カウンセラー検索ツール，ダウンロードされた教育リソース，アセスメントツールの完了など） l. 報告書のフォーマットおよび頻度 **解釈**：企業が提供する各稼働率（上記の h., i., j., k., l.）では，EAP は利用目的で分子と分母を指定する必要があります。 たとえば，上記 h. のカウンセラーケース率は，カウンセラーケース（従業員と家族／扶養家族の両方を含む）の総数を被雇用者総数の人数で除算し，この数値に 100 をかけて計算されます。また，管理職およびほかの部署へのトレーニングは，稼働率に加算可能な要因ではありません。				
EAP 3.04	EAP は正式な契約条件を遵守し，書面で以下を規定しています。 a. アカウントマネージャー（顧客組織との窓口）の指定 b. 契約の目的 c. 誰がどのサービスを提供するか d. 財政的条件 e. 必要となる施設，設備，スタッフのリソース f. 予測稼働率 g. 適切な相互補償 h. EAP と顧客組織の役割と責任 **除外条件**：内部 EAP のみの組織				

EAP 3.05	EAP と顧客組織は，データ報告の内容と報告頻度を決定します。EAP は以下のような情報を報告します。 a. 新規開設ケース数 b. サービスの種類 c. カウンセリングサービスのセッション数 d. 教育トレーニングの数または参加者数 e. ウェブサイトの使用率 f. クライエントおよび／または管理職のコンサルテーション数 g. マネジメント・コンサルテーション数 h. 組織に対するほかのサービスの数（たとえば危機対応事象） i. そのほかの活動数 j. 誰が EAP のカウンセリングを受けたのかといった個々の標準化された利用レベル k. EAP の非臨床サービスの標準化された利用レベル l. マネジメント・コンサルテーションやそのほかの組織サービスの標準化された利用レベル m. トレーニングおよびその他教育サービスの標準化された利用レベル n. インターネットとウェブ関連サービスの標準化された利用レベル o. 観察および勧告されたその他の利用動向 **解釈**：EAP は，報告プロセスにおいてクライエントの機密厳守を保証します。 **参考情報**：現在，EAP サービス利用の測定と報告のベストプラクティスを詳述する多くの調査が存在しています。またプログラムの投資収益率（ROI）の証拠を得るための成果指標との組み合わせも可能です。				
EAP 3.06	EAP は，各主催組織または顧客組織の人口統計，ビジネス，および対象となる EAP サービスに関する最新情報を保持しています。 **解釈**：保持される情報の例として，従業員の所在地，メンタルヘルスの扶助を含む利用可能な健康保険範囲，組合や非組合の組織であるかどうかなどがあります。ただし，これらに限定されるわけではありません。				

3）業務委託契約者の責任

内部 EAP においては，業務委託業者（外部 EAP など）によって，期待された基準のサービスが提供されたかどうかを確認する必要があります。また，内部 EAP には，業務委託業者（外部 EAP 会社，企業が直接雇用していない EAP 専門職，心理職など，以下，「外部 EAP 等」と記載）が EAP の方針と手順を確実に遵守するための仕組みが必要です。

項目 #	項目	評価 高←————→低			
		1	2	3	4
EAP 4.01	業務委託契約は以下を内包します。 a. 健康，安全，およびアクセスに関する法律を含む，適用されるすべての法律の遵守 b. 記録の保存と削除 c. 記載内容へのアクセス d. 機密情報の転送 e. 営業時間 f. スタッフの継続教育および EAP のポリシー，手順，サービス提供モデルに関するトレーニングを含むその他の専門的なトレーニング要件 g. 快適性およびプライバシーに関する規定を含む施設の規格 h. 標準データ収集およびクライエント情報フォームの使用 **解釈**：組織は以下を行う業務委託者（外部 EAP 等）の記録管理のために手順を確立するべきです。 a. 記録の所有権 b. クライエントレコードに記録するべき情報 c. クライエントレコードへのアクセスと安全な保管 d. 記録の消去 e. 記録のコピーを保持できるかどうか				
EAP 4.02	業務委託者（外部 EAP 等）との契約または適用法で定められているように，心理・カウンセリングサービスの賠償責任保険に加入する必要があります。 **除外条件**：EAP が業務委託業者（外部 EAP 等）を使用しない場合				
EAP 4.03	EAP は過去 1 年間に使用した業務委託業者（外部 EAP 等）の代表的な事例について，定期的にランダムな品質改善レビューを実施してアセスメントしています。 a. プロトコルと手順の妥当性 b. EAP 契約の要件への準拠 c. アセスメントとリファー，情報とリファー，短期カウンセリングなどサービスを提供している業務委託業者（外部 EAP 等）に必要な資格情報の取得 d. 現在のライセンス，認証，または登録の所有 **解釈**：EAP は業務委託業者（外部 EAP 等）による作業量にもとづき，適切なサンプリング方法を決定する必要があります（たとえば年間10%のケースをサンプリングするなど）。レビューは別の品質改善メカニズムを通じて，現地または遠隔で実施されます。 **参考情報**：最近のいくつかの研究では，ネットワークカウンセラーがEAP の実践とビジネス目標についてどの程度よくトレーニングされているかについて調査されてきています。調査のいくつかはそのトレーニングが十分とはいえず，EAP ネットワーク業務委託業者（外部 EAP 等）カウンセラーには適切な職場環境への理解が欠けていることを明らかにしています。 **除外条件**：EAP が業務委託業者（外部 EAP 等）を使用しない場合				

| EAP 4.04 | EAP は定期的に業務請負業者（外部 EAP 等）のランダムな品質改善レビューを行い，必要に応じて以下をアセスメントします。
a. サービス提供手順の妥当性
b. 施設の安全性
c. 有効なライセンスの所有
d. EAP 契約要件への準拠
解釈：レビューは現地でも遠隔地でもほかの品質改善メカニズムを介して行うことができます。また，業務請負サービスの例として，法務サービス，ワークライフサービス，およびファイナンス支援等が含まれます。ただしこれに限定されません。
除外条件：EAP が業務請負業者（外部 EAP 等）を使用しない場合 | | | |

解釈：内部 EAP は，業務委託業者（外部 EAP 等）によって提供されるサービス基準の履行を実証する必要があります。履行状況は基準の内容，および品質をモニターするためのメカニズムを包含する契約を行うことにより，それをもとにして実証されます。
除外条件：内部 EAP が業務委託業者（外部 EAP 等）を利用しない場合

4）相談記録（データ）の保管

　ここでは EAP の相談記録を保管する方針およびその実行について確認します。

項目 #	項目	評価 高←　　　　→低			
		1	2	3	4
EAP 5.01	ほかのクライエントに関連する記録の一部になったり，一緒に保管されたりしない，個別で独立した EAP 記録が各クライエントに対して維持されます。 **解釈**：ほかのクライエントに関連する記録には，マネジメントケア，人事，医療記録，または EAP の範囲外で提供されたほかのサービスの記録が含まれる場合があります。				
EAP 5.02	EAP ポリシーは，クライエントが誰であるか，誰に利用する権限があるか（社員，その家族の範囲など）を明らかにしたうえで，下記の a,b,c を行います。 a. 新しいクライエント記録の作成 b. 個人，カップル，家族にサービスが提供されている場合のクライエント記録の内容の分離 c. 未成年者へのサービス提供時におけるクライエント記録内容の分離				
EAP 5.03	EAP ポリシーはクライエントに対して，記録管理の方法を確立したうえで，下記の a, b, c を行います。 a. 記録内容の守秘義務に関する法律の遵守 b. クライエント記録にカップルや家族に提供されるサービスが含まれる場合の開示プロトコール c. クライエント記録に未成年者に提供されたサービスが含まれる場合の開示プロトコール				

| EAP 5.04 | EAP ポリシーにおいては，誰がクライエント記録の所有者かということを明記します。 | | | | |

5）アセスメント

EAP クライエントに，構造化されたアセスメントを提供します。

項目 #	項目	評価 高←——→低			
		1	2	3	4
EAP 6.01	EAP カウンセラーおよびコンサルタントは，提供されるサービスに応じて以下を含む関連するアセスメント情報を入手します。 a. 統計的な情報 b. 主訴や，現在の問題 c. 職場に関する事柄 d. 自己または他者にとっての即時安全上のリスク e. 環境と家庭の状況 f. 財政状態と健康保険 g. 社会，友人関係 h. 興味，スキル，適性 i. 職歴および兵役 j. 病歴 k. 身体的疾患／身体的変化／医学的治療 l. アルコールその他の薬物の使用 m. うつ病スクリーニング n. 継続的な安全上の懸念 o. 健康上のリスク原因となる，身体的，感情的，行動的，社会的状況での，行動／認知パターン p. 該当すれば，クライエントの法的，職業的，健康的ニーズ **解釈**：職場に関連する問題には，たとえば同僚との対立，上司との対立，薬物ポリシーの違反，マネジメント・コンサルテーション，パフォーマンス改善の問題，重大なインシデント（出来事や事件，異変，危機）などがあります。 **参考情報**：現在ではいくつかの研究で検証された無料または低コストの簡単なツールを利用して，個々のうつ病，一般的な精神状態，薬物乱用または誤用，および職場でのパフォーマンスをアセスメントすることができます。				
EAP 6.02	アセスメントは強みにもとづいた文化的に対応可能な方法で行われ，サービスへの参加を増やし，合意された目標の達成を支援できるリソースを特定します。 **解釈**：文化的に対応されるアセスメントには，地理的な背景，使用される言語，およびその人の宗教的，人種的，民族的，文化的背景に対する配慮が含まれます。 対応可能アセスメントを構成するほかの重要な要因としては，年齢，性的指向，性同一性，発達レベル，および障害状態への配慮があります。				

6) 支援計画サービスプラン (フォローアップ)

　クライエントは構造化されたアセスメントの結果にもとづき，カウンセラーと EAP 支援計画を策定して目標達成に向けて EAP 支援を活用します。なお，EAP が推奨する短期問題解決の場合，完全な計画プロセスを完了しない場合があります。一方うつ病や依存をともなう高リスクの症例等より深刻な臨床的問題を抱える場合は，継続的な支援と治療の実施および回復と再発の長期にわたるモニタリングの計画が必要になります。臨床問題の深刻さと対応する行動計画に応じて，クライエントと EAP スタッフ間で短期および長期のフォローアップに対する準備が必要となります。

項目 ＃	項目	評価 高←　　　→低			
		1	2	3	4
EAP 7.01	アクションプランは適切な期間内に顧客のニーズを特定するため，顧客の全面的参加を得て策定されます。 **解釈**：アクションプランは最初か 2 回目のセッションで行われることが多く，初期のアセスメントが完了した後，安全上のリスクは解決され，クライエントの個人的経済的ニーズを満たすサポートおよび治療のための潜在的なリソースが特定されます。 **解釈**：アクションプラン策定により，クライエントは可能な限り望ましい個人的責任と自己決定を保持することができます。				
EAP 7.02	最初のカウンセリングセッションで，カウンセラーとクライエントは以下のことを行います。 a. 根源的な問題のアセスメント b. 利用可能な選択肢について話し合う c. 目標，望ましい成果，およびそれらを達成するための期間を設定する d. 望ましい成果の達成を EAP がどのようにして支援できるかを取り上げる e. 短期カウンセリングのためにケースを留保するか，または継続的な治療のために外部のプロバイダーにリファーするかを決定 f. 計画されたサービスの利点，代替方法，およびリスクや結果を検討 **除外条件**：EAP が臨床サービスを提供しない場合				
EAP 7.03	EAP はケースのレビューとコンサルテーションのためのシステムを確立します。				

7) EAP8：サービス構成要素 (対象組織の人口構成の特徴に合わせてサービス構成要素を考える)

　対象組織に必要な EAP プログラムの構成 (EAP コアテクノロジーとブロードブラッシュ) をニーズ分析などの組織の客観的データにもとづき検討するとともに，必要に応じて事業場外資源と提携しながら最適なプログラム内容を検

討，提供します。なおブロードブラッシュとは，カウンセリングなどのコアな
EAP サービス以外のサービスのことです（例：育児・介護相談）。

項目 #	項目	評価 高←————————→低			
		1	2	3	4
EAP 8.01	EAP サービスは以下を実現するために策定されています。 a. 組織が従業員のために健康的で生産的な職場を開発し，維持するの を支援する b. 個人が仕事場において生産的であることを妨げるような，個人的お よび仕事に関連する問題に取り組むのを支援する c. 人間関係や家族，依存，法的，経済的，感情的問題，ストレス，ワー ク・ライフ・バランス，およびその他個人的な問題について従業員 とクライエントを支援 d. 必要に応じて適切なサービスにリファーする e. 個人の意識と教育を刺激し，早期介入を奨励するための予防戦略を 提供 **解釈**：「依存」という用語は，アルコール，薬物，ギャンブル，性的，インターネット，その他化学物質や行動に依存する状態，または依存性の行動を指します。 **参考情報**：従業員が EAP を利用している組織では，事故が少なく，従業員の定着率が高く，従業員の業績と士気が向上している傾向があることが文献で示唆されています。				
EAP 8.02	EAP には組織および個人にとって以下のような核となる EAP サービス を提供する機能があります。 a. 支援サービスの情報とリファー b. アセスメントとリファー c. 個人的，心理社会的，そして職場でのパフォーマンスの問題に関する 従業員教育 d. 管理職，マネージャー，ならびに人事および組合の代表者を対象と した EAP トレーニング e. 惨事発生に備えての事前計画とトレーニング，発生後の対応サービス f. 契約に含まれていない，あるいは EAP で利用できないが必要なサービス用のリファーオプションの開発 g. 必要に応じて，より重篤な症例をフォローアップする能力				
EAP 8.03	EAP はクライエントと適切な EAP リソースおよび支援的な介入を結び つけることで，迅速かつ効果的な対応を示します。 **解釈**：EAP は治療および地域で利用可能なほかの種類の支援サービスに関する最新の情報を維持すべきです。				
EAP 8.04	EAP は次の場合にリファーを行います。 a. 迅速にサービスを提供することができない場合 b. EAP で規定された以上の，または契約義務以上のサービスをクライ エントが望んだ場合 c. 特別なリソースが EAP で提供できない場合 **解釈**：たとえば短期のカウンセリングモデルを採用している場合，アルコールや薬物からのリハビリテーション，精神病の治療などはクライエントをリファーしたほうが適切です。				

	参考情報：いくつかの研究では，ほとんどの EAP ケースにおいてカウンセリング後にさらなるケアのためのリファーを必要としないことが示されています。たとえば，米国行動医療団体（National Behavioral Consortium）の EAP ベンダー調査では，EAP を利用した後で追加のサービスとしてリファーされたケースは平均 18％にすぎませんでした。			
EAP 8.05	リファーをする際，EAP は，クライエントに EAP で提供されるサービス以上にかかった費用に関してはクライエントの責任になること，そして発生するかもしれないどんな負債についても通知します。			
EAP 8.06	EAP はその活動における予防の重要性を強調し，以下をクライエント組織に提供します。 a. 宣伝用資料または教育用ニュースレターもしくは記事 b. 四半期ごとに少なくとも 1 回の予防活動 **解釈**：予防活動で取り上げられるトピックは，主催団体または顧客組織とその従業員のニーズとフィードバックを反映するように変更および更新されています。 **参考情報**：EAP 分野の専門家に対して行われた最近の研究では，職場における行動的健康問題（メンタルヘルス）の予防分野への新たな関心を見出しています。2008 年の調査では，EAP の 40％が少なくとも四半期に 1 回，アルコールや薬物の問題に関するスクリーニングやトレーニングのための予防サービスの機会を提供し，EAP の約 4 分の 1 がうつ病，職場での暴力行為およびその他の精神衛生問題の予防的スクリーニングを提供しました。			
EAP 8.07	EAP は主催団体または顧客組織の裁量により，以下を含むもののこれに限定されないトレーニングを提供します。 a. EAP の理念 b. 守秘義務の手順と保護 c. 提供されるサービスの範囲 d. 連絡先およびアクセシビリティ情報 e. 必要に応じてマネージャー，管理職，および組合の代表者の役割と責任			
EAP 8.08	EAP は必要に応じて次の事項に関し，クライエント組織の個人および管理職に適切な教育を提供します。 a. 危機介入 b. 変化への対応 c. 職場における暴力行為の予防と対応 d. タバコ，アルコール，その他の薬物関連の問題 e. 利用可能なサービス，およびその適切な利用方法 f. 精神障害，依存症，およびその他問題のある行動障害を併発している従業員の職場復帰時の支援 **解釈**：マネジメント・コンサルテーションは，必要に応じてクライエントの職場への復帰をどのように支援するかについて対処すべきです。 **参考情報**：EAP は精神障害，依存症，その他の行動上の健康問題を併発した障害のケースの管理において，重要な支援的役割を果たします。仕事に復帰する個人が直面する困難の多くは，上司および作業チームとの関係について，また医療給付，メンタルヘルスカウンセリング，福利厚生などの分野で複数のソースから必要とされるケアの調整に集中しています。個人が仕事に復帰するプロセスは数か月かかることがあり，し			

項目 #	項目				
	ばしば再発および臨床的な回復期間を含みます。部分的な仕事への復帰を奨励する支援プログラムと，仕事に関連するパフォーマンスについての具体的なトレーニング，およびその仕事内容について変更を加えることで成功の可能性が高くなります。				
EAP 8.09	EAP は管理職および組合の代表者に，以下のトレーニングを提供可能です。 a. マネジメントツールとしての EAP の利用法 b. 職務遂行力低下のサインを把握する方法や，個人情報としてそれを書面に記す適切な扱い方 c. 個々の職務遂行および行動上の問題について EAP にリファーする方法 **参考情報**：文献では，職場の管理職向け研修が EAP サービスのより高い全体的な利用に影響を与える重要な要素であることを示唆しています。多くの場合，管理職や労働組合の代表者が，依存症やより深刻な問題を抱えている従業員に EAP を紹介しています。				
EAP 8.10	EAP は以下を確認するために，フォローアップ（追跡調査）の連絡方法を調整して決定します。 a. 行動計画を遵守しているか b. 作業パフォーマンスが改善されているか c. 追加サービスのリファーが必要か **解釈**：ケースに応じて，さまざまな理由でフォローアップが行われることがあります。その理由には契約上の義務，臨床上の必要性，要求されたサービスや資料の入手における人の支援，サービスに対する顧客の満足度の決定などが含まれますが，これらのみに限定されるわけでもありません。 **参考情報**：薬物乱用治療サービスに関する文献では，フォローアップを最低 6 か月間継続することを推奨しており，少なくとも 1 年間フォローアップを続けることが再発防止に最も効果があるとされています。 **除外条件**：EAP がリスクの高いケース・マネジメントサービスを提供していない場合				

8) EAP 9：ワークライフサービス

ワークライフサービスは，従業員が仕事と家庭内の役割や要求とのバランスを取りながら，より効果的で健康的で生産性を発揮するために役立ちます。EAP のブロードブラッシュサービスの一環で，重要な EAP によるサービス要素です。ワークライフサービスを導入しているプログラムのみ下記の項目を評価します。

項目 #	項目	評価 高←　　　　　→低			
		1	2	3	4
EAP 9.01	EAP は，個人および顧客組織の現在のワークライフ状況をアセスメントして，調整された統合されたアクセス可能なワークライフポートフォリオを開発します。				

| EAP 9.02 | ワークライフサービスは，個人および顧客組織のアセスメントされたニーズにもとづいて提供され，次のいずれかの組み合わせを含めることができます。
a. 育児と子育てのリソースと紹介
b. 高齢者ケアのリソースと紹介
c. ライフイベントに関する相談と紹介
d. 職場の柔軟性に関連した政策およびプログラム開発の支援
e. ワークライフ関連の資源およびサービスに対する財政支援に関する協議
f. コミュニティの支援と参加の機会
g. 文化的変化への取り組み
解釈：ワークライフ相談の例は，教育，養子縁組，子育て，経済的または法的問題を含みます。健康と健康増進の促進は，施設内の健康アセスメント，慢性疾患，ストレス管理，体力などのトピックに関する健康指導などの活動に焦点を当てています。職場の柔軟性に関する方針では，たとえば，有給休暇と未使用の休暇，段階的な休暇からの離脱，仕事の分担，柔軟な勤務時間，在宅勤務，企業内保育室，病児保育，高齢者介護支援とリソースに関するプログラムなどが取り上げられています。 | | | | |
| EAP 9.03 | EAP は，正確で差別のない最新の職場生活情報と資料を保持しています。
解釈：この規格は，EAP の Web サイトを介して提供される育児，介護などのワーク・ライフ・バランスを保つために有用な情報に適用されます。維持すべき情報の例には，連絡先，提供されるサービスの種類，免許，場所が含まれます。 | | | | |

9）EAP10：個別ケースのクローズ（終結）（カウンセリングの出口）

　EAP カウンセリングには1事例について最大何回までとカウンセリングセッション数の上限があります。したがって相談事例の始まりと終わり（ケースクローズ）が計画的で整然としており，クライエントの意向を大切にした方法で実践されなくてはなりません。

解釈：EAP は，「新規ケース」「クローズケース」および「再オープンケース」を構成するものも含めて「ケース」を明確に定義し，ケースクローズがサービス利用状況レポートに明確に反映されなければなりません。ケースがいつクローズされるかを決定するための確立されたプロトコールとメカニズムは，EAP のビジネス上行わなければならないことであり，EAP のサービスモデルにもとづいており，また契約上の義務でもあります。

項目 #	項目	評価 高←　　　→低			
		1	2	3	4
EAP 10.01	ケースクローズは，必要に応じてクライエントを積極的に巻き込む，明確に定義されたプロセスです。 **解釈**：クライエントのなかには 1 ～ 2 回のカウンセリングセッションしか受けられない場合があります。その場合，カウンセリングの時間は貴重なので，ケースクローズの手続きは手短に行うべきです。				
EAP 10.02	ケースクローズは以下にもとづいています。 a. クライエントは臨床的に適切な EAP サービスを利用した，および／または使用されている b. フォローアップが提供されている，または完了している c. 必要に応じて，臨床的に適切な治療アフターケアの推奨事項が提供されている				
EAP 10.03	アフターケア計画またはフォローアップ計画が必要な場合は，ケースクローズの前にクライエントと話し合って，クライエントに必要とされるまたは望まれるサービスを決めて計画を作成します。 **解釈**：EAP カウンセラーは，事後 EAP サービスを受けたかどうかを判断するために，クライエントにフォローアップするべきです。				

10）EAP11：EAP 担当者の適正配置と人材開発

EAP は，そのサービスに対する需要を満たすのに十分な資格のある訓練を受けた要員を保持しています。

項目 #	項目	評価 高←　　　→低			
		1	2	3	4
EAP 11.01	EAP の上級管理職または同等の組織は，以下の条件を満たしています。 a. EAP サービスに関連する分野の高度な学位 b. 国家資格，認定証，免許等 c. 少なくとも 2 年間の卒業後の経験 d. EAP サービスの管理と提供における能力				
EAP 11.02	アセスメント，紹介，短期カウンセリング担当者には以下の資格が必要です。 a. ヒューマンサービス分野の高度な学位 b. 国家資格，認定証，免許等 c. 薬物使用治療における訓練と経験 d. EAP 業務の実務経験 **解釈**：組織がインターンを利用するとき，あるいは免許を求めて働く個人を利用するとき，または高度な学位をもつ個人を採用することができないとき，彼らは適切な訓練を受け，有資格者によって指導されるべきです。d. の EAP 業務の実務経験とは，EAP に関する研修，組織心理の研修と経験，CEAP 受検のために必要な行動科学の修士号および 2,500 時間以上の臨床経験，または EAP のプログラム管理，カウンセリング，コンサルタントとしての 2 年間の業務経験が含まれます。 **解釈**：これは対面，電話，インターネットベースのオンラインサービス，				

	およびそのほかの電子通信ツール（スマートフォンアプリケーション）を含むあらゆる手段を通じて提供されるサービスに適用されます。 情報提供，紹介，インテークのスタッフは，社会福祉，心理学，メンタルヘルス，またはほかの社会福祉専門職で少なくとも 1 年間の臨床実務をし，社会福祉専門職で準学士号を取得しています。			
EAP 11.03	インテークを行うスタッフは社会学系の大学の学部卒で，社会福祉，心理学，メンタルヘルスあるいはそのほかの医療福祉系の業務 1 年の経験がある。			
EAP 11.04	EAP カウンセリングの専門家は，毎年，必要な専門能力開発時間（PDH），継続教育単位（CEU），またはそれと同等の時間教育を受講します。 **解釈**：そのような要件は，認定された大学／大学，その他の認可機関，EASNA，EAPA，または CEAP が後援するコースを通じて完成します。加盟組織の選定基準は，専門能力開発時間，継続教育単位，またはその他の専門的に要求される訓練の継続的な達成を必要とします。 この基準は，EAP スタッフカウンセラーとネットワークカウンセラーであるパートタイムカウンセラーの両方に適用されます。			
EAP 11.05	カウンセラーはトレーニングを受け，以下についての知識を証明します。 a. EAP コアテクノロジーとオプションの EAP サービス b. EAP の理論と実践 c. 職場環境におけるカウンセリングスキルの適用 d. 危機介入への備え e. 短期カウンセリングモデル f. 医療保険給付の使用 g. 重大なインシデント対応サービスおよび／または心理的な応急処置 h. 精神的健康および物質使用条件 I. 業績アセスメント j. 個人の特定のニーズを認識し，それに対処するための文化的に適切な方法でのサービスの提供 k. 該当する情報のプライバシーとセキュリティの規制 l. 組織開発と人事管理			
EAP 11.06	アカウントマネージャーなどの非臨床スタッフは，次の項目に関するトレーニングを受けます。 a. EAP 製品およびサービス b. EAP の必須の構成要素 c. 該当する情報のプライバシーとセキュリティの規制 d. 該当する場合は，健康増進サービス e. リスク予防と危機対応 f. アウトリーチ g. 管理者，監督者，組合代表者のための相談と訓練			
EAP 11.07	EAP 要員配置手順は，暴力の脅威（殺人，自殺念慮など）を含む事件の管理における支援と支援に対応できるように作成されています。			

EAP 11.08	要員の作業負荷は、クライエントの成果の達成をサポートし、定期的に見直され、以下のアセスメントにもとづいています。 a. 必要な監督のレベルを含む、労働者の資格、能力、および経験 b. 割り当てられたタスクと職責を達成するために必要な作業と時間 c. サービス量、新規および現在の顧客のニーズのアセスメントされたレベルの説明と紹介				
EAP 11.09	EAP には、サービスの需要を満たすためにその能力を分析するためのシステムがあります。 **解釈**：システムは、緊急度に応じたリスクレベルへの対応に関連してサービスを提供する。 EAP の能力と、需要を満たすためにネットワークを管理する能力に対処する必要があります。				

❷ COA 評価項目の活用具体例

　ここから先は COA の評価項目ごとの具体例を示しながら、内部 EAP の導入方法を具体的に説明します。

（1）COA：EAP 運用のための教育

1）内部 EAP 導入時は、特に部・課長を対象とした教育が重要

　教育内容として必須なのは、メンタルに問題がある部下、メンタルな問題がありそうな部下をどのようにして EAP コンサルタントのもとに行かせるか、ということです。そのためには、ロールプレイングでトレーニングすることが効果的です。ロールプレイングを行う時間がどうしてもとれないという場合でも、事例を説明し、手本として例をみせながらどのように対応するかを紹介します。

　どんなに生産性の高い部下でも、長い人生のなかでストレスを感じて落ち込んだり、仕事へのやる気を失ったり、病気になったりすることもあります。優秀な部下であればなおさら、上司としては何とか元に戻ってほしいと考えるはずです。このとき、本人が傷つかない方法でなるべく早く問題解決ができるように手伝うのが、上司の仕事であるということを強調します。「部下の状況をよくみましょう」というときに、生産性の高かったころの部下の姿を想定してもらうほうが、上司に真剣に取り組んでもらえる傾向があります。

　ある企業では、ロールプレイングを含めて 3〜4 時間の研修を、新任管理職研修の一部として実施しています。メンタルに問題のある部下がいて、しかし

本人は問題があるとは思っていないという場合，どうやって EAP の相談サービスをすすめるのか，どういういい方をすればよいのか。部・課長が求めているのはその具体的なノウハウです。

　部下に問題行動があり，その部下のことを考えると夜も眠れないとか，その部下のために上司の時間も神経も費やされているという場合があります。そういう部下は，セルフ・リファーではなかなか相談に行きません。このような部下の場合はどのように対応したらよいのかなど，マネジメント・コンサルテーションの事例が研修のベースになります。

2）実際に部下を EAP に紹介できるかがカギ

　EAP を定着させるには，部・課長が部下を EAP の相談サービスに紹介できるかどうかが大きなカギを握っています。対人関係や営業成績，家庭での問題が重なったりしたとき，誰でも大きなストレスを感じますが，特に高い成果をあげている社員は，自分へのハードルが高いために，自分にプレッシャーをかけていく傾向があります。がんばりすぎるので，ストレスの影響も大きい場合があります。仕事ができる優秀な社員で，すんなり専門家に助けを求められる人は，実は少ないのです。だからこそ，上司がいかにうまく EAP の相談サービスへつなぐかが重要になります。優秀な社員ほど，一度理解すれば，それ以後はしっかりと EAP サービスを使うことができる人も多く，より効果的な活用が期待できます。

3）部・課長のメンタルな問題に対する意識を改める

　メンタルな問題を抱えて落ち込むのは，自分の心のもちようが弱いからだとか，メンタルな理由で病気になるのは恥ずかしいというように，メンタルヘルスの問題を個人的な責任としてとらえる人がいます。また，そういう弱い人間は会社には必要ないと思われているのではないかと考える人もいます。こうした意識を少しでも変え，マネジメント・コンサルテーションを利用した管理職は部下の問題に積極的に対処しており，優秀であるといったような思考の転換をすることも必要です。

4）部下のパフォーマンスをあげる手段の 1 つ

　EAP は社員個人にとってとてもよいことであり，社員に優しい会社であるということも大事なポイントですが，一般的に管理職は，自分の成果を一番気

にしているはずです。彼らの成果は部下の生産性で決まるので，そういう意味ではEAPサービスを利用することは，部下の生産性をあげる手段の1つでもあるという理解をしてもらうことも大きなポイントです。その理解が最終的には，EAP は業績・生産性を高めるものであるということを社員に認識してもらえる一番の手段になるからです。

5）役員の活用を促す

マネジメント・コンサルテーションは，役員に対しても活用できます。人事部長がロールプレイングを含めたEAP の研修を受けていれば，人事部長の上司である役員に方法を伝えて，相談を受けたほうがよいと思われる役員にEAP の相談サービスをすすめることができます。社長と人事部長がペアになって，社長や役員がEAP の相談サービスを幹部社員に利用することを促し，EAP にうまくつないで，幹部社員のメンタルヘルス疾患の予防に成功している企業もあります。

6）メンタルヘルス対策における管理者の役割を認識してもらう

厚生労働省の「労働者の心の健康の保持増進のための指針」(→第1章を参照)のなかにもあるように，「ラインによるケア（直属の上長が部下の変調に気づき声かけや環境調整等を行うこと）」は，メンタルヘルス対策の重要なポイントになっています。そのことを管理職には理解し，認識してもらう必要があります。ストレスマネジメントにおける管理職の役割は，「仕事上のストレス要因」に介入し，「緩衝要因」として機能することです。

7）部課長教育のプログラム

一般的な部課長教育のプログラムは，次の通りです。これを大体半日〜1日かけて行います。

①EAP の目的，サービスや仕組みを理解する

②プライバシーの保護の説明など

③管理職のための EAP 活用法

・リラクゼーションを体験し，セルフケアの方法を学ぶ

④メンタルヘルスと管理者の責任

・リスクマネジントの一環としてのメンタルヘルス対策の重要性を理解する

・安全配慮義務に対する責任，ストレスマネジメントと管理者の役割，緩衝要

　因としての機能などを学ぶ

⑤話しの聴き方（演習）

・傾聴の意味や方法を，ロールプレイングにより理解する

⑥部下への EAP 利用のすすめ方（演習）

・部下を EAP に紹介するステップをロールプレイにより理解する

(2) 四半期ごとに見直しをする

　EAP を導入したら，四半期ごとに評価，見直しを行います。チェックする項目は，①利用率，②問題の傾向，③ケースの経過，の3つです。それぞれについて詳しく説明していきましょう。

1）利用率が上がらないときはどうするか

　前述したように，利用率の目標値は年間5％です。従業員数に対して，5％の人が利用していれば，標準的な利用率であるといえます。200人の従業員数の場合，10人利用者がいれば，ある程度普及していると考えてもよいということです。

　利用率が高いということは，重篤になる前に予防することが可能になるということです。軽いストレスを感じはじめたときに，相談に来る人が増えてくれば，病気を予防することができます。また，1回相談に来れば，その後問題を解決するために，カウンセリングを受けながらポジティブシンキングやストレス対処法のスキルを学ぶことができます。さらに同じような問題が起きたときに，相談しなくても自分で問題が解決できることもあります。利用率が高くなればこのようなメリットも大きくなるといえます。

　では，利用率が上がらないという場合，それを解決するためにどのような方法があるでしょうか。社員にメールを送る，イントラネットで利用方法を宣伝するとか，労働衛生週間などに合わせてポスターを貼るなど，いろいろな普及活動を展開していく方法があります。

　もう1つは，ミニ講習会を開くという方法があります。たとえば，胃が痛いといって相談に来る社員が多い場合，相談内容を分析すると上司から頼まれたことに対して「ノー」といえないために，胃が痛くなるという傾向があったとします。このような場合には，上司に対して，自分のいいたいことが上手にい

えるようになるためのコミュニケーション方法としてアサーティブネス・ト
レーニング注1を紹介し，アサーティブとはどういうコミュニケーションの方
法なのか，1時間くらいのミニ講習会を開きます。そして，最後の10分くら
いのところで，もっと知りたい人は相談に来てくださいというメッセージを入
れるのです。この番号にかけてくださいと電話番号を紹介して，任意の相談へ
つながるようにします。2020年に始まったコロナ禍では，不安が高まる人が
多くなったため，マインドフルネス瞑想注2を YouTube などにアップし，その
リンクを社員に送り，もっと学びたい人は EAP を利用してくださいと宣伝し
た結果，EAP の利用率が高まった企業もありました。

　社内報に EAP の記事を掲載したり，社内のイントラネットを使い動画など
でわかりやすく情報の提供をして，相談したい人やもっと知りたい人は EAP
を利用するように紹介することも効果的です。

　ストレスチェックの結果を送るときに，EAP 利用を促すという方法もあり
ます。高ストレス者面談でなくても，通常の健康相談ということで面談を提案
するとよいと思います。

　相談がないという企業は，社員が健康であるという場合もあります。規模が
小さければ，統計的にいってもそこには相談するような問題を抱えている人は
いないということもあります。ただし場合によっては，メンタルヘルスに対す
る偏見があり，メンタルな悩みをもっていることは，自分は弱い人間であると
思っているケースも実はあります。そのときには，とにかく一度 EAP カウン
セラーと話してみるということが有効である場合があるのです。

2）問題の傾向をつかむ

　相談内容を分析して，どのような問題が多いか自社の傾向をつかみます。
職場内の対立，対人関係，職場適応問題，リスク・マネジメント，適応障害，
不安障害，心身症，精神病など，項目別にしてどういう問題が何件あったのか
をみます。

　たとえば，組織変更が頻繁に起こっているために適応障害的な社員が増えて
いるということであれば，社員が変化についていくためのサポートが必要であ
るということがわかります。そのためには，変化への対応の研修が必要になる
かもしれません。

　若い社員で心身症にかかっている人が多い場合は，上司にいいたいことが言えないことから体に症状が出ているということが考えられます。この場合には，アサーティブコミュニケーションのトレーニングを行う必要があるでしょう。

　部署間での対立があるような場合には，まずは影響を受けている部署に関してストレスチェックの組織分析を行い，客観的なデータによって問題があることを明らかにする必要があります。この客観的なデータをもとに，関係する職場のメンバーでミーティングなどを行うということが必要になります。

3）ケースの経過をみる

　個別事例サービスの終結にも関連しますが，ケースの経過をみるためには，終了ケースを分析して，一人が相談を開始してから終わるまでのサイクルタイムをみていきます。大体一人の相談に対して，3回くらいまでのカウンセリングで，解決の糸口はみえてきます。5〜10回のカウンセリングを行い，3か月でクローズするのがEAPが目指す短期問題解決の流れです。6か月以上かかる場合は，医師の治療を受けているケースがほとんどですが，医師に紹介する，入院する，長期療法専門のカウンセラーに紹介するなど，どのような対応，リファーをしているかを確認します。また，外部専門家にリファーした数を確認することも重要なポイントです。たとえば，医師に紹介した人が，四半期は来談者の3割だったのが今回は5割に増えたとすると，どのような原因が考えられるでしょうか。

　病気になる人は，ある意味では統計上一定数は出るもので，企業のストレスによるものではありません。ですから，EAPを始めた1年目は，医師に紹介しなければならないような重篤度の高い人が多いはずです。2年目，3年目とEAPが普及してくれば，重篤ではない人の相談が増えるはずなので，重篤度の高い人の割合は落ちてきます。ここで重篤度の高い人の割合が減らない，あるいは増えたという場合は，普及度が足りないということが考えられます。そのような問題がみえてきたら，EAPの普及を図る工夫をする必要があるでしょう。

(3) リスクが起きたときの対応

1) ケース・マネジメントチームを結成する

仕事の質の低下，ミスの多発，突然の欠勤，態度の変化や感情の起伏，集中力・判断力の低下，顧客からのクレームの多発など，メンタルな要因により職場で問題が顕在化している社員に対しては，ケース・マネジメントチームを結成して対応します（図5-1）。

チームのメンバーは，人事・総務の担当者，産業医，看護師，EAP カウンセラー，その社員の上司などで，対象となる社員の情報を共有します。社内に産業医が常駐していない場合でも状況を報告し，アドバイザーとして意見をもらえるようにしておきます。チーム・メンバーは，定期的にケース・マネジメント会議を開き，次のことを管理し解決していきます。

・メンタルヘルスで休職中の社員のケア，復職プログラムの実施
・社員のメンタルヘルス問題の解決方法を決定（問題を明確にして目標を設定し，そのために何をやるかを決定する）
・ハイリスク（自傷他害）のケースの把握，危機介入

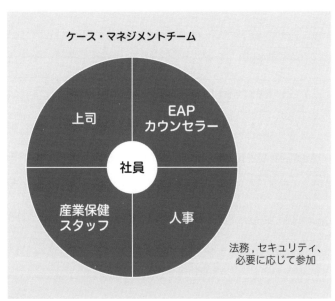

図 5-1　ケース・マネジメントチームの結成

・職場上司や同僚の行動変容および環境調整の助言（本人を取り巻く職場環境
　を変えるように働きかける）

2）　事例：機械メーカーに勤務するＵさん（44歳）

　２年前に主力工場に単身赴任で転勤しました。８か月ほど前から突然休むよ
うになり，職場の同僚にも大きな負担がかかっています。会社の診療室にも相
談に来ており，かぜを引くと吐き気がするということを訴えていました。以前
は突然休むということはなく，模範的な社員だったので上司が本人に話を聞く
と，原因ははっきりしないが体の調子が悪いということでした。上司はＵさん
が回復しないので，EAP カウンセラーに相談しました。その結果，ケース・
マネジメントチームのミーティングで，この社員に関する話し合いが行われ，
問題は８か月前から突然休むようになったことであり，目標は突然休むことが
なく，休んだ場合でも職場がバックアップできる状態とすることを確認し，解
決方法が話し合われました。

　このように，問題と目標を共有化することで，それに向けて何をしたらよい
かということが明確になります。バラバラに動いていても問題は解決しないこ
とが多いのです。このケースでは，最終的に単身赴任ではない形で異動を行う
ことになりました。単身赴任が問題の最も大きな要因だったからです。これは
人事部門がケース・マネジメントチームのメンバーとして情報を共有し，チー
ムで問題解決にあたっていたことから解決した事例です。

《注》

注１　上手に自己表現する方法を学ぶコミュニケーションのトレーニング。
注２　ストレス軽減のための瞑想法。

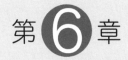

第6章

EAPの効果測定方法

市川佳居

❶ EAP の効果測定方法について

　国際 EAP 協会（EAPA）による EAP のコアテクノロジー（→第 3 章を参照）
においては，EAP は企業のためのプログラムであるため，効果測定を行うこ
とが義務づけられています。国際 EAP 協会では，EAP の利用効果を測定する
ツールとして，WOS（Work Outcome Suite）という効果測定ツールの利用を
推奨しています。この章では，WOS の内容や使い方と世界標準データを紹介
します。

(1) WOS とは

　WOS は 2010 年に公開された LifeWorks 社が発行する効果測定ツールで，
EAP 利用者の状態を示す 5 つの因子である，①アブセンティズム，②プレゼ
ンティズム，③ワーク・エンゲイジメント，④職場のストレス，⑤生活の満足
度を測定します。

　もともと 1 因子 5 項目合計 25 問のツールでしたが，その後信頼性，妥当性
研究などを重ねた結果，1 因子 1 項目，合計 5 問となり，2020 年版からは合計
7 問のツールになりました。また，WOS は Chestnut Global Partner 社（CGP）
によって開発，公開されましたが，その後，2017 年に CGP が傘下に入った
Morneau Shepell 社にコピーライトが移りました。

　WOS の使用は無料です。Morneau Shepell 社と国際 EAP 協会は毎年世界の
WOS データを共同で収集し，平均値や傾向を公開しています。

(2) WOS の設問について

　WOS は過去 1 か月間の自分の状態を聞かれるものであるため，1 か月以上
たった後，繰り返しテストを行うことで，カウンセリングの前後比較に使うの
に適しています。また，WOS はその妥当性，信頼性が証明されています（Lennox,
Sharar, Schmitz and Goehner, 2010）。では項目を 1 つひとつみていきましょう。

①アブセンティズム

　アブセンティズム（Absenteeism）とは，日本語でいう「欠勤」ですが，
WOS では，定時の勤務時間で，遅刻，早退，欠勤により勤務をしなかった時

間を指します。よって WOS では，過去 30 日間に，「悩み」のために何時間あるいは何日勤務できなかったか，を聞きます。

②プレゼンティズム

プレゼンティズム（Presenteeism）とは，「疾病就業」ともいわれ，けが，不安，病気など疾病あるいは個人的な問題がありながら出勤して，生産性が落ちた状態のことを指します。WOS のプレゼンティズムの設問では，仕事を休まなければならないわけではないが，通常は余裕でこなせるタスクがこなせなくなるなど，日常的な業務の生産性に影響が出る状態について測定します。プレゼンティズムで測るのは，その従業員が職場でやるべき仕事をしているか，それとも抱えている問題によって仕事に集中できていないか，です。プレゼンティズムは 1 ～ 5 の 5 段階で測定します。

③ワーク・エンゲイジメント

ワーク・エンゲイジメント（Work engagement）とは，従業員がどの程度積極的に仕事に取り組んでいるかの指標です。ワーク・エンゲイジメントには 3 つの側面があります。それらは，認知的，感情的，行動的の 3 側面です。ワーク・エンゲイジメントの高い従業員とは，仕事中は嬉々として働き，業務時間外も仕事のことを考えて充実した気分になり，仕事をしていることにより満足度が高く，仕事に誇りをもっている人たちです。ワーク・エンゲイジメントも 1 ～ 5 の 5 段階で測定します。

④職場のストレス

WOS の職場のストレスの設問は，職場環境に関する従業員の感情を測定します。ストレスの根本要因の評価としてではなく，EAP カウンセリングなどにより職場のストレスが低減したかどうかを測定するために作成されています。このスコアが高い従業員は，うつ病の可能性，あるいは上司への不満，昇進，昇格などの評価への不満，仕事の要求がプライベートにも影響してきたことへの不満などの原因がありえます。この設問の構成概念としては，感情のみを測定しており，職場環境が改善した場合の従業員の精神状態の改善を検出することができます。職場のストレスは，1 ～ 5 の 5 段階で測定します。

⑤生活の満足度

生活の満足度は，その名の通り，個人の生活の満足を測定する項目です。構

成概念上，生活の満足度は職場の問題が従業員の全般的健康へ及ぼす影響について言及する際に活用できます。また，EAP カウンセリングでは，全体的なストレスレベルを測定するために使用することもできます。生活の満足度は，1 ～ 5 の 5 段階で測定します。

（3）WOS を測定するタイミング

WOS は，初めて EAP カウンセリングを開始する前に 1 回目を行い，2 回目は EAP のフォローアップ時，目安としては最終回のカウンセリングを終了してから 2 ～ 3 か月後に行うことが推奨されています。方法は，口頭でヒアリング，メール，Web フォームでの回答など，様式は問いません。

（4）WOS の結果の解釈の仕方

2018 年の WOS 報告書では，WOS による問題レベル判断のカットオフ値[注1]が発表されました。WOS のそれぞれの質問に関する回答は 1（最も良好）～ 5（最も悪い）で答えるようになっていますが，4 あるいは 5 と答えた項目に関しては，「問題レベル」であり，1 ～ 3 と答えた項目に関しては，「問題レベルではない」とされています。EAP カウンセリングの前後で効果をみるときに，数値の差だけではなく，問題レベルのあり・なしの変化を比較するという方法もあります。このカットオフ値を全体データに当てはめて「問題レベル」が多い因子を調べることにより，組織のリスク・アセスメントおよび予防的組織介入につなげることも WOS の活用方法の 1 つです。

（5）最新の WOS データの紹介[注2]

図 6-1 ～ 6 は 2021 年度に発表された世界の WOS のデータです。日本を含む世界 40 か国の EAP プログラムで 2010 年～ 2021 年に取得した WOS データのうち，EAP 利用前と利用後の WOS データがそろっている 3 万 8,302 ～ 3 万 9,135 件（項目によってデータ数の相違あり）の EAP ケースに関する結果です。WOS は項目ごとに，問題レベルあり，なしに分けて前後比較がされています。

①アブセンティズム：図 6-1 では，EAP 利用の前後でアブセンティズムの数

値を示しています。アブセンティズムは3～5点が問題あり，1～2点が問題なしです。EAP前後でアブセンティズムの問題ありケース数は32%から15%に減少しています。

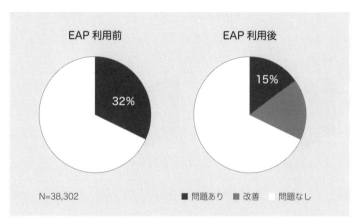

図 6-1　EAP 利用前後のアブセンティズムの変化 (Attridge,2022)

②プレゼンティズム：図6-2では，EAP利用の前後でのプレゼンティズムの数値を示しています。プレゼンティズムは4～5点が問題あり，1～3点が問題なしです。EAP前後でプレゼンティズムの問題ありケース数は，56%から30%に減少しています。

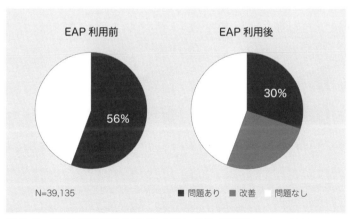

図 6-2　EAP 利用前後のアブセンティズムの変化 (Attridge,2022)

③ワーク・エンゲイジメント：図 6-3 では，EAP 利用の前後でのワーク・エ
ンゲイジメントの数値を示しています。ワーク・エンゲイジメントは 1 〜 2 点
が問題あり，3 〜 5 点が問題なしです。EAP 前後でワーク・エンゲイジメント
の問題ありケース数は 31％から 23％に減少しています。

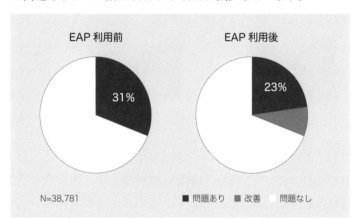

図 6-3 EAP 利用前後のワーク・エンゲイジメントの変化 (Attridge,2022)

④職場のストレス：図 6-4 では，EAP 利用の前後での職場のストレスの数値
を示しています。職場のストレスは 4 〜 5 点が問題あり，1 〜 3 点が問題なし
です。EAP 前後で職場のストレスの問題ありケース数は 23％から 15％に減少
しています。

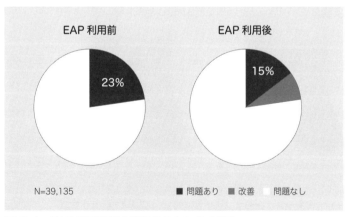

図 6-4 EAP 利用前後の職場のストレスの変化 (Attridge,2022)

⑤生活の満足度：図6-5では，EAP利用の前後での生活の満足度の数値を示しています。生活の満足度は1〜2点が問題あり，3〜5点が問題なしです。EAP前後で生活の満足度の問題ありケース数は37％から16％に減少しています。

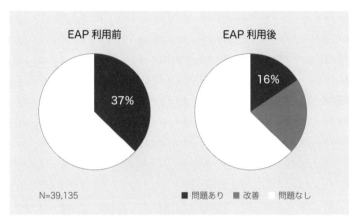

図6-5　EAP利用前後の生活の満足度の変化 (Attridge,2022)

⑥総合点：図6-6では，EAP利用の前後での総合的な問題の変化を示しています。5項目に関して，それぞれ問題ありは1点，なしは0点で合計すると，最少が0，最大が5となり，この図では，全ケースのうち0〜5点のパーセンテージを示しています。EAP利用前は問題なし（0点）が0％だったのに対し，EAP利用後は問題なし（0点）が42％に増加しています。

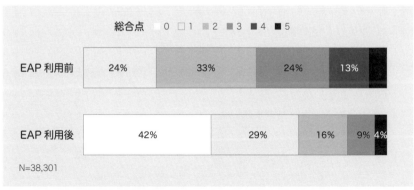

図6-6　EAP利用前後のWOS総合点の変化のパーセンテージ (Attridge,2022)

❷ WOS 活用のすすめ

EAP は，働く人の問題解決を支援することでその人のウェルビーイングを向上するとともに，職場で生き生きと仕事をし，ストレスや疾病を抱えないことを目標としています。WOS（表 6-1）は EAP の効果を測定する非常に効果的なツールであり，EAP の効果測定のグローバル標準です。WOS は内部 EAP にも外部 EAP にも適用できますので，ぜひ活用してみましょう。

表 6-1　国際 EAP 協会推奨効果測定ツール（WOS 日本語版：国際 EAP 協会日本支部作成, 2021）

> 以下は，あなたが EAP サービスにおいて相談しようとしている問題が，どの程度あなたの仕事や生活に影響を及ぼしているのかをお聞きするものです。
>
> 項目をよく読んで，過去 30 日の間で当てはまるものをできる限り正確に答えてください。
>
> **1. 過去 30 日間，1 日でも勤務をされていましたか**
>
> 　はい（　　）　いいえ（　　）
>
> 　＊いいえの方は，アンケート終了
>
> **2. 今までのところ自分の人生はうまくいっている**
>
> 　1．全く当てはまらない　2．どちらかというと当てはまらない
>
> 　3．どちらともいえない　4．どちらかというと当てはまる
>
> 　5．とてもよく当てはまる
>
> **3. 仕事に行くのが楽しみである**
>
> 　1．全く当てはまらない　2．どちらかというと当てはまらない
>
> 　3．どちらともいえない　4．どちらかというと当てはまる
>
> 　5．とてもよく当てはまる
>
> **4. 仕事に行くことに恐怖を感じる**
>
> 　1．全く当てはまらない　2．どちらかというと当てはまらない
>
> 　3．どちらともいえない　4．どちらかというと当てはまる
>
> 　5．とてもよく当てはまる

5. 仕事に集中するのが難しかった

　　1．全く当てはまらない　2．どちらかというと当てはまらない

　　3．どちらともいえない　4．どちらかというと当てはまる

　　5．とてもよく当てはまる

6. 過去30日の間，今あるお悩み（ご相談いただく問題）によって欠勤
　や遅刻，早退した時間は合計で何時間になりますか？

　　1日休んだ場合は8時間と計算してください。

　　1 = 0時間　　　　　2 = 1時間 ～ 3時間　　3 = 4時間 ～ 8時間

　　4 = 2～3日　　　　5 = 4日以上

7. あなたの仕事において，0が最も低い能力の勤務者の仕事のパフォー
　マンス，10が最も優れた勤務者のパフォーマンスとした0から10ま
　での尺度上で，過去30日間の間のあなたの総合的なパフォーマンス
　をあなたはどのように評価しますか？

　　0 ～ 10の数字を記載　（　　　　　）

WOS-©Morneau-Shepell / Chestnut Global Partners

※日本国内で使用を希望する場合は，国際EAP協会日本支部に連絡をして
Morneau Shepell社の許可を得る手続きをすることにより使用を開始できます。

《注》

注1　ある数値を境としてその前後で，正常か異常かを分ける数値のこと。

注2　マーク・アトリッジ博士とLifeWorks社の許可を得て掲載している。

第7章

生産性の把握
（Taking the Productivity）

20 年間の EAP コストリサーチ
ROI に至る生産性把握の方法

ROI 把握のための
パレートの方法

マーク・アトリッジ　M.A.,Ph.D.

生産性の把握 _{注1注2}

(Taking the Productivity)
20 年間の EAP コストリサーチ ROI に至る生産性把握の方法

❶ 研究紹介

　このシリーズ（Attridge,2010a）は，3 つのパートから成り立っている。パート 1 では，1990 年に行ったマクドネル・ダグラス社におけるクレームをベースにした EAP のコスト回収研究での主な知見と方法論を振り返ってみた。パート 2（JEA の前回の号参照）では，その研究以降の 20 年間のこの分野におけるささやかな進展を反映させた。そして今回の最終論文で，私は EAP の重要なコスト回収を生み出す代替戦略を推奨する。それは従業員の生産性に関する自己測定レポートと EAP クライアントの休業日数をベースにしたものである。

❷ ROI を把握するためのパレートアプローチ
　（1 つの反省，再評価）

　ROI 把握のためのパレートアプローチは，比較的少数の重篤なケース（たとえば，メンタルヘルスや薬の常用など），すなわち，未治療のまま放置されたり，非効果的なやり方で治療を受けたりするときに，多額のヘルスケアコストや障害請求がかかる場合に，EAP のビジネス価値が促進されるということを前提としている。

　しかしながら，EAP が効果的に提供されると，ケース・マネジメントやパレートタイプのケースに対する長期のサポートが雇用者に実質的なコスト回収をもたらすことが示されるようになった。マクドネル・ダグラス社（Smith & Mahoney, 1990）に加えて，ほかのいくつかの研究によって，多年にわたるフォローアップがヘルスケアや労災請求および従業員の退職に関して，コスト効果があることが示された。さらにこれらの EAP 研究は，一般的なメンタルヘルスや薬物乱用介入に関する科学的文献とピアレビューにより見出された効果の

パターンと一致している。

　ROI の証拠へのさらなる要求が繰り返されたが，EAP のコスト回収に関する厳格な研究は，驚くべきことにこの 20 年間でほんのわずかしか行われなかった。たとえば，この 20 年間で，100 の調査研究のうち Employee Assistance の季刊ジャーナル誌（職場における健康行動）に EAP のコスト回収に関する財政的な分析が掲載されたのはわずか 1 件であった。

　この種の調査研究の掲載がそれほど少なかった理由は数多くある。そのなかには，研究のデザインが複雑であること，調査対象期間が長期にわたること，従業員の数が多いこと，従業員の成果に関するデータソースへのアクセスの問題，エキスパートアナリストを必要とすること，などが含まれる。いい換えれば，伝統的なコスト回収調査は容易ではなく，また費用がかさむこと，そしてほとんどの EAP はそれができるようにはつくられていないことである。

❸ 生産性を測定するためのアプローチ

　しかしながら，最重篤なケースに焦点を合わせる努力の代わりに，EAP は，臨床的な重篤度が軽いけれども職場のパフォーマンス上のリスクを抱える大多数の EAP ケースにおける，小さな改善を中心にして考えることは可能である。この ROI に至る生産性把握の方法をとることは，伝統的なクレームベースの ROI 研究より少ないオペレーションコストとより少ない時間（たとえば，数年ではなく数か月）でできる戦略を約束することになる。

　この戦略はまた，健康と生産性マネジメントアプローチを従業員の福祉と会社の健康を強調する組織のトレンドと一致させる。この方法は，自己報告が従業員の欠勤や傷病就業やワーク・エンゲイジメントを決める測定方法であることを認めることになる。

　この戦略を実践するには，定例的に従業員の職場離脱，オン・ザ・ジョブのパフォーマンス，とりわけ仕事の生産性または疾病就業についてアセスメントをすることが求められる。しかしながら，この局面は，ビジネスリーダーによって従業員の業務遂行成果測定のために広く受け入れられている，有効なセルフレポートツールのどれかを採用すれば，容易に達成することができる。それに

加えて，従業員の生産性と職場離脱を測定するために 5 項目のスケールを含む新しいコア・アウトカム測定セットも特に EAP のために利用可能である。

　より少ないコストとより短い時間枠，および新しい測定ツールへのアクセスができるようになったという利点に加えて，生産性を通じた ROI へのアプローチに関して強力な実証データのベースがあるということがいえる。事実，職場パフォーマンスの成果の変化は，職場における行動面の健全性をサポートするサービスにとって，最も重要ではないにしても第一に取り組むべきエリアである。大規模な健康パフォーマンスマネジメント研究のリサーチによって，雇用者が関係するメンタルヘルスおよび薬物乱用障害にかかるトータルコストが，より伝統的なヘルスケアや傷害請求および職場離脱のエリアに関する研究結果に反して，退職した労働者の生産性のエリアよりも圧倒的にできるということが劇的に明らかになった。

　たとえば，インテグレーテッド・ベネフィット・インスティテュートは，うつ病に罹患（りかん）した従業員の治療にかかる雇用者のコスト負担のほとんどが，従業員の生産性の低下（63％）によって説明されることを明らかにした。この見方でみると，休業（18％）と短期間の障害（19％）が組織に与える合計金額を超える損失を招いていることになる。生産性からの ROI へのアプローチは，ほとんどの EAP が職場の生産性を再構築し，EAP のブリーフカウンセリングを利用した従業員の休業を減らすことに極めて効果的であるため意味のあることである。次節ではこの種の成功例をいくつかを記述し，また，末尾には要約を掲載している。

❹ 3 つの EAP 研究における仕事のパフォーマンス成果に関する要約

スタディ 1：職場のパフォーマンスに関する成果のデータは，ある大規模な外部 EAP の 9 年間にわたる 26,000 を超えるケースから収集された。そのデータによって明らかになったことは，仕事の生産性について 1 ～ 10 までの評価スケールの平均値が，EAP 利用前の 4.8 から利用後は 8.3 まで再上昇したことである。EAP 利用後のレーティングは，EAP を利用したことのない国内の代表

的な従業員のサンプルから得られた 8.9 に近い値である。この研究はまた，ケースのおよそ半分（48％）が，EAP を利用するために仕事を離れる時間をとることができたが，それによって 1 ケース当たり平均 18 日の欠勤をしなくてもすんだと報告している。

スタディ 2：政府職員を扱っているある EAP は，59,000 件を超えるケースについて生産性と休業に関する職員の自己報告データを収集した。その結果によると，メンタルヘルスの要因によって仕事に困難を感じたと報告した多くの職員が，EAP を利用したすべてのケースで 30％から 8％に減ったことが明らかになった。そこではまた，欠勤日数や仕事の遅れについて顕著な減少があった。すなわちそれぞれ EAP 利用開始前と開始決定後の 30 日間を比較して，欠勤日数では 2.4 日から 0.9 日へ減少したことが判明した。

スタディ 3：政府の外部 EAP プロバイダーを利用している 3,500 人を超えるユーザーについて，EAP 使用前と使用後のフォローアップアセスメントを分析した政府研究結果が特集された。EAP 利用前にワークパフォーマンスの問題を抱えていたおよそ 40％のケースのなかで，EAP 利用後に仕事を欠勤した日数が平均 8.0 日から 3.4 日に減少した。この研究では，EAP を利用する前は少なくとも半日以上仕事ができない日があると報告した EAP 利用ケースの 25％について，それぞれ EAP 開始前と開始決定後の 30 日間を比較して，平均的な欠勤日数が 7.2 日から 4.8 日に減少したことが判明した。

要約

　私の意見としては，従業員のワークパフォーマンスの変化を測るために，生産性を通じた ROI へのアプローチを通常的に使用すべきである。多くの従業員にとって EAP の支援を求めるとき，成果はしばしば減少する。しかし，効果的なカンセラーが介入した後では，たいていの場合実質的に改善する。その結果，職場のパフォーマンスの成果に注目することは EAP に対して大多数のケースがたとえわずかでもポジティブな結果を見出すよい機会を与えることになる。

　少数の重篤なケースに適用する高額の価値を用いるパレートアプローチに比べて，生産性を通じた ROI へのアプローチは，多くのあまり重篤で

ないケースに適用し，より少額の価値を用いる。実際，最近のケーススタ
ディでは，ROI について 3 ：1 の比率でこのアプローチがとられている。
ROI のベースとして，従業員のワークパフォーマンス向上に焦点を当てる
ことは，EAP がなぜ職場にユニークな価値を置くのかという理由と概念
的には同じ線上にある。

《注》

注 1　原 著 は Attridge, M. (2010). 20 years of EAP cost-benefit research: Taking the productivity path to ROI. Part 3 of 3. *Journal of Employee Assistance, 40*(4), 8-11. Employee Assistance Professionals Association (EAPA) である。

注 2　原著者および発行元の許可を得て翻訳掲載し，西川あゆみが翻訳した。

ROI 把握のためのパレートの方法^{注1注2}

❶ 効果測定の背景

いくつかの研究が，EAP はコストを回収するプラスの効果を有していることを示してきた。しかしこれらの研究は学会誌（専門家同士がレビューする雑誌）に掲載されることはほとんどなかった。

3 つのパートからなるこのシリーズの 1 で，私は，1990 年にマクドネル・ダグラス社で行われた請求書をベースとした EAP の費用回収研究の方法論とそこから得られた主要な知見を再考した（Smith & Mahoney, 1990）。この論文では，当該研究以降 20 年の間にその分野で得られた進展を反映させ，EAP に関する成果と費用回収調査の最近の状況を記述する。最後の論文では，職場の生産性測定を利用した，より効果的な EAP の費用回収にどのようにして接近するかについて，いくつかのアドバイスを提案するつもりである。

マクドネル・ダグラス社の研究出版後の 20 年間にほかのわずかな研究が行われて，EAP についてのプラスのコスト回収の証拠が示された。しかし，この進展にもかかわらず，この分野は EAP の価値に関する疑問点との戦いを続けている。調査によってわかったことと，証拠としてはまだ不十分だという認識のギャップの背後には何があるのだろうか？　その分野では EAP 利用の成果とそれに関連した財政的な費用回収に関して本当は強力なエビデンスのベースがないということなのか？　答えはイエスでもあり，ノーでもある。

❷ エビデンス・ベースへの関心の高まり

イエスという答えの側には，数十件に及ぶ成果と費用回収に関する研究が過去 30 年間に行われており，そのほとんどにさまざまな分野における EAP のプラスの成果が書かれているということがある。この文字ベースの小さな研究は，既に数回にわたってレビューを受けてきた。

EAP は組織へのサービスであるため，研究文献が数種の組織レベルのプラスの成果を示すことは驚くに当たらない。さまざまな研究が，危機対応や職場

147

の問題に関する管理者へのコンサルテーション，職場の変化へのサポート，リスクマネジメントの法的な信頼性および協力とほかのサービスとの統合を通じた相乗効果のある支援等に関して効果があったことを認めている。

　成果に関する調査のほとんどは，EAP サービスの個人の利用者に対しても数種のプラス成果をもたらしたことを示している。これらの成果には，薬物利用及び／または精神的な苦痛の減少，一般的な健康と機能の改善，仕事の生産性の大幅な改善（ほとんどのクライアントに関して），および欠勤の減少（数人のクライアントに関して）などが含まれる。

　2 ダースにも及ぶ研究から得られた証拠はまた，EAP が短期的にはアルコール依存者や精神障害者に対する専門的な治療によって費用の増加を招くことがあったとしても，従業員およびその家族のあらゆる健康ケアコストの長期にわたる削減に寄与できることを示している。このことを示すいくつかの最良の例としては，アボットラボラトリーの EAP 調査（Dainas & Marks, 2000），シェブロンコーポレーション（Collins, 1998），マクドネル・ダグラス社（Smith & Mahoney, 1990），およびサザン・カリフォルニア・エジソン社（Conlin, Amaral & Harlow, 1996）などが挙げられる。マクドネル・ダグラス社の調査担当者は，ヘリコプター・カンパニー・ディビジョンにおいてもう 1 つの研究を行い，アルコールや薬物乱用および精神的問題を抱える従業員のために EAP が指示する行動面の健康管理サービスを提供したことで請求書ベースのコスト改善が明らかになった（Alexander & Alexander Consulting Group, 1990）。

　これらの多くの費用回収（ROI）研究に共通するテーマは，EAP のコアテクノロジーを構成している多くの要素を反映しているということである。すべての EAP 費用回収研究は，深刻なメンタルヘルス不全またはアルコール乱用問題といった EAP 支援のサブセットの 1 つに焦点を当てている。このようにヘルスケアの請求書をベースにした費用回収の研究は，そのほとんどが EAP の支援を受け，メンタルヘルスや薬物乱用のスクリーニング，適切なリファー，および長期のケース・マネジメントの対象になっている重篤な問題を抱える従業員に関連した研究だった。

❸ パレートアプローチ（方式）の ROI 把握

　EAP の調査文献にみられるカギとなる知見のパターンは，コスト回収にパレートの考え方を取り入れるかどうかについての議論である。この言葉は全体のわずかな部分が利益の大きなシェアを占めるという，よく引用される経済学の法則である。これはまた「80/20 のルール」といわれる。これはたとえば，ヘルスケアの費用の 80％が 20％の従業員のために使われているという意味である。

　この法則（原理）を EAP に当てはめることは，相対的に深刻な行動面の健康問題を抱えるわずかな労働者群に関わって，これらのクライアントに対して長期にわたる最良かつ利用可能で意図的な治療法を見出し，利用するということを意味する。こうしたやり方は過去 20 年間以上コスト回収研究において，最も効果的な実践の方法であるとされてきた。

　しかしながら，今日のほとんどの EAP はそのサービスを，アセスメント，ブリーフサポート，リファー（もし必要なら）および広範囲の教育やサポートサービスを含む “ブロードブラッシュ” アプローチ（→第 5 章を参照）に変えていく傾向にある。この種の EAP が，より狭い範囲に焦点を当てた EAP 研究によって見出されたコスト回収のやり方で顧客を納得させることができるとは思えない。これは，プラスの ROI 達成が不可能であることを意味するものではなく，オールドスクールアプローチを要求しているのである。オールドスクールアプローチは，EAP のコアテクノロジーが提唱する，アルコールおよび精神病に関連したタイプのケース，仕事のパフォーマンスおよび職場復帰，ほかの内部職場からのサポートや外部の治療プロバイダーなどとの密接なコラボレーションを強調する多くのやり方を含んでいる。

　これまでの 20 年間における EAP 調査で明らかになったパレートアプローチによる費用回収成果は，介入と治療サービスに関するもっと大規模な調査資料でわかったことと驚くほど似通っている。この調査は深刻なメンタルヘルスおよび薬物乱用障害をもった成人に関して，伝統的なヘルスケアベネフィットシステムのなかで行われた。この資料に関する批判的かつ分析方法に関する研究は，メンタルヘルスおよび精神医学的サービスの費用回収またはその後のメ

ディカルケアサービスと関連したヘルスケアサービスの請求および障害のコスト削減を示す実体的な証拠があると結論づけた。

❹ 効果測定の難所

　EAP の費用回収についての疑問に答えが出ていないのは，費用回収の研究がほとんど出版されず，科学雑誌で専門家同士のレビューもほとんど行われていないことに由来する。その代わりに EAP の費用回収に関するほとんどすべての研究は，出版されない本，会議での発表，業界誌の論文など，専門家同士のレビューができないような形で発表されてきた。このように，EAP の成果や費用回収の証拠になるものはあるけれども，それをみつけるのは容易ではない。

　これらの作業が科学誌に掲載されなかったことのより重要な結果は，ほとんどの研究が専門家の批判やレビューに耐えて生き残ることができなかったということである。その結果，多くの資料の方法論的質が弱いか，または知られてもいない。

　より一般的にいうと，EAP の分野では，成果や費用回収の調査研究に関して方法論の質にいかなる種類の考慮も単純にしてこなかっただけなのだ。たとえば，1990 年に行われた調査では，82 の EAP の 40％にあたる 33 の EAP がそのサービスに関して費用回収の分析を行ったが，このうちのいくつが ROIについてわかったことを公表したのかは知られていないのだ。研究のなかで評価はされていないが極めて少ないと思われる。

　この点を説明するために，私は過去 20 年間の Employee Assistance の季刊ジャーナル誌（職場における健康行動）に掲載されたすべての論文を検証した。1990 年から 2009 年の間にこのジャーナルは 438 編の論文を公表したが，その9.4％にあたる 41 編は EAP の成果（たとえば，満足度，臨床的な徴候，ワーク・パフォーマンス，ヘルスケア・コストなど）に取り組んだものであった。この41 のペーパーの約半数は，何らかの成果データの形を提示し，ほかの半数は，レビューまたはベストプラクティスの論評レポートであった。最後にデータ志向の 21 編の研究のうち，公表された論文全体の 0.9％に当たるわずか 4 編が，

組織に対するドル換算の成果を検証し，真の費用回収分析手法を用いていた。4編のうち3つは，異なった種類の方法論を用いて EAP サービスにプラスの ROI があることを結論づけていた。

このように，過去 20 年間において EAP 分野のピア・レビュージャーナルに載った 10 編の研究論文のうち 1 つだけが成果（広く定義された）に焦点を当てるものであり，100 の研究のうちたった 1 つが，成果の財政的費用回収を検証するものであった。それは調査活動をパイにたとえれば，ほんの小さな 1 切れにすぎない。したがって，EAP の ROI を有利とする論争の有効性について疑問が残るのはなんら不思議なことではない。

要するに，過去 20 年間に厳格な EAP の費用回収研究が行われたのはほんのわずかな数例にすぎない。マクドネル・ダグラス社での研究のように，これらの研究のほとんどは，数年間にわたるフォローアップによって検証された，ヘルスケアの請求費用，傷害請求費用，および従業員の欠勤費用についての正味の費用回収に関するものである，これらの EAP 研究は，メンタルヘルスや薬物乱用介入の費用回収に関するピアレビュー調査によって見出された効果のパターンを反映している。

このように，EAP の財政的費用回収に関するエビデンスベースは進展しつつあるが，まだ大小の未発表論文がある。発表はもっとできるはずであるし，なされなければならない。

現代の EAP 実践にとって，おそらくより関心があるのは，信頼に足る有効な従業員のワークプロダクティビティの変化を測る自己報告ツールの出現である。生産性を通じた ROI へのアプローチは，EAP の有望な戦略である。その1 つは本シリーズの次の論文で検証することになるだろう。

《注》

注1　原著は Attridge, M. (2010). Taking the pareto path to ROI. Part 2 of 3. *Journal of Employee Assistance, 40*(3), 12-15. Employee Assistance Professionals Association (EAPA) である。

注2　原著者および発行元の許可を得て翻訳掲載し，西川あゆみが翻訳した。

参考文献

第❶章

引用文献

◉厚生労働省（2012 改訂）．「心の健康問題により休業した労働者の職場復帰支援の手引き」https://kokoro.mhlw.go.jp/guideline/files/syokubahukki_h24kaitei.pdf（2022 年 7 月 13 日確認）

◉厚生労働省（2015 改正）．「労働者の心の健康の保持増進のための指針」https://www.mhlw.go.jp/hourei/doc/kouji/K151130K0020.pdf（2022 年 7 月 13 日確認）

◉厚生労働省（2018 改正）．「心理的な負担の程度を把握するための検査及び面接指導の実施並びに面接指導結果に基づき事業者が講ずべき措置に関する指針」https://www.mhlw.go.jp/content/11300000/000346613.pdf（2022 年 7 月 13 日確認）

より理解を深めてもらうための参考文献

◉江口 尚・真船 浩介・日野 亜弥子・廣 尚典（編）（2021）．すぐに役立つ職場のメンタルヘルスハンドブック──産業医・心理職・精神保健職から人事労務担当者・衛生管理者まで職場のメンタルヘルスにかかわるすべての人に── 診断と治療社

◉廣 尚典（2020）．要説産業精神保健──職場におけるメンタルヘルス対策の手引き：現場で実践的に活用できる── 改訂第 2 版 診断と治療社

◉廣 尚典（2022）．地域の産業保健活動──企業（職場）における産業精神保健 松下 正明（監修），神庭 重信（編集主幹），齋藤 正彦（編） 講座精神疾患の臨床 7 地域精神医療 リエゾン精神医療 精神科救急医療（pp.185-191） 中山書店

◉堀江 正知（編）（2021）．How to 産業保健 9 長時間労働対策・面接指導の Q&A 産業医学振興財団

◉市川 佳居（著），イープ（監修）（2004）．図解版 従業員支援プログラム EAP 導入の手順と運用 かんき出版

◉森 晃爾（総編）（2021）．産業保健ハンドブック 改訂 8 版 医学書院

◉長見 まき子（2007）．EAP 機関 日本産業精神保健学会（編）産業精神保健マニュアル（pp.170-175） 中山書店

◉ストレスチェック実務 Q&A 編集委員会（編）（2018）．ストレスチェック実務 Q&A シリーズ vol. 3 産業医・産業保健スタッフのためのストレスチェック実務 Q&A ──集団分析・職場環境改善版── 産業医学振興財団

第❷章

◉阿久津 聡（2021）．健康経営ブランディング──"螺旋状に上昇するサイクル"をめざそう── ティーペック株式会社 Cept, 14.

◉阿久津 聡・勝村 史昭（2016）．組織力強化プロセスとしての企業ブランディングとその効果 マーケティングジャーナル，36（1），5-26.

●阿久津 聡・勝村 史昭・徳永 麻子・後藤 恵美・木村 誠（2021）．コロナ禍で加速したテレワーク時代の共感マネジメント──コミュニケーションモデルの提案と実践手法の検討──，マーケティングジャーナル，41（1），54-67.

●新井 卓二・玄場 公規（2019）．経営戦略としての「健康経営」──従業員の健康は企業の収益向上につながる──，合同フォレスト

●江口尚（2014）．　人と人のつながりとメンタルヘルス──ソーシャル・キャピタルと経営学の視点から考えられること── 第5回TOMH交流会

● Hakanen, J. J., Schaufeli, W. B., & Ahola, K. (2008). The job demands-resources model: A three-year cross-lagged study of burnout, depression, commitment, and work engagement. *Work and Stress*, *22* (3), 224-241. https://doi.org/10.1080/02678370802379432

● Herzberg, F. (1964). "The Motivation-Hygiene Concept and Problems of Manpower". *Personnel Administration*, 27 (1), 3-7.

●経済産業省（2020），健康投資管理会計ガイドライン Retrieved Fromhttps://www.meti.go.jp/policy/mono_info_service/healthcare/downloadfiles/kenkoutoushi_kanrikaikei_guideline.pdf（2022年6月29日確認）

●経済産業省（2021）．健康経営　Retrieved From https://www.meti.go.jp/policy/mono_info_service/healthcare/kenko_keiei.html（2022年3月9日確認）

●経済産業省ヘルスケア産業課（2020）．健康経営の推進について　Retrieved From https://www.meti.go.jp/policy/mono_info_service/healthcare/downloadfiles/180710kenkoukeiei-gaiyou.pdf（2022年3月9日確認）

●ケーラム, ロバート・千葉 香代子（2011）．儲かる「健康経営」最前線　*Newsweek Japan* 26 (9), 48-53.

● Kitayama, S., Akutsu, S., Uchida, Y., & Cole, S. W. (2016). Work, meaning, and gene regulation: Findings from a Japanese information technology firm. *Psychoneuroendocrinology*, 72, 175-181. https://doi.org/10.1016/j.psyneuen.2016.07.004

●小島 玲子（2019a）．第15回「ウェルネス経営」　リクルートワークス研究所　Retrieved From https://www.works-i.com/project/ikiiki/organization/detail015.html（2022年3月9日確認）

●小島 玲子（2019b）．健康経営のその先へ。人と組織を活性化し、社会の「しあわせ」を創る丸井グループのウェルネス経営（インタビュー）　健康経営の広場　Retrieved From https://kenkoukeiei-media.com/articles/209（2022年3月9日確認）

●小島 玲子（2020）．戦略的なサステナビリティ経営を軸にV字回復（インタビュー）サンポナビ　Retrieved From https://sangyoui-navi.jp/blog/290（2022年3月9日確認）

● EAPA 著，一般社団法人 EAP コンサルティング普及協会翻訳（2013）．EAP の定義と EAP コア・テクノロジーについて．一般社団法人 EAP コンサルティング普及協会 Retrieved From https://www.eapatokyo.org/eap%E3%81%A8%E3%81%AF/（2022年3月14日確認）Intveld, Robert. (2015).　EAP Critical Incident Response. Robert Douglas and Associates.

◉厚生労働省（2017）．データヘルス・健康経営を推進するためのコラボヘルスガイドライン Retrieved From https://www.mhlw.go.jp/content/12401000/000412467.pdf（2022年3月9日確認）

◉丸山 崇（2011）．第6章 日本におけるEAP機関の認証制度について（日本版COA） 森 晃爾・Dale A.Masi・市川 佳居・丸山 崇 企業のメンタルヘルスを強化するために──EAP「従業員支援プログラム」の活用と実践──（pp.114-124） 労働調査会

◉ Masi, D. A.（2011）．第1章 従業員支援プログラム（EPA）の定義と歴史 森 晃爾・Dale A.Masi・市川 佳居・丸山 崇 企業のメンタルヘルスを強化するために──EAP「従業員支援プログラム」の活用と実践──（pp.14-26） 労働調査会

◉ Maslow, A. H.（1969）. The farther reaches of human nature. *Journal of Transpersonal Psychology*, *1*（1）, 1-9.

◉ McGregor, D.（1960）. *The human side of enterprise*. New York: McGraw Hill.

◉森 晃爾（2011）．第4章 産業保健体制とEAP機関の利用 森 晃爾・Dale A.Masi・市川 佳居・丸山 崇 企業のメンタルヘルスを強化するために──EAP「従業員支援プログラム」の活用と実践──（pp.74-94） 労働調査会

◉日本経済新聞電子版（2020）．「健康経営」で企業を評価 コロナ下、選別の目安に──日本電産・永守会長も重視 レオス藤野氏が注目── Retrieved From https://www.nikkei.com/article/DGXMZO61639190X10C20A7PPE000/（2022年3月9日確認）

◉ Schaufeli, W. B., Bakker, A. B., & Van Rhenen, W.（2009）. How changes in job demands and resources predict burnout, work engagement, and sickness absenteeism. *Journal of Organizational Behavior*, *30*（7）, 893-917. https://doi.org/10.1002/job.595

第❸章

◉ Draper, M., Jennings, J., Baron, A., Erdur, O., & Shankar, L.（2000）. Dose-effects relationships in brief therapy based on a nationwide college counseling center sample. *Research reports of the research consortium of counseling and psychological services in higher education*. Vol No.1.

◉ Howard, K. I., Kopta, S. M., Krause, M. S., & Orlinsky, D. E.（1986）. The dose-effect relationship in psychotherapy. *American Psychologist*, *41*, 159-164.

◉国際EAP協会（2010）．EAPに関するEAPA規格及び専門家のための手引き．EAPコンサルティング普及協会 Retrieved From https://www.eapatokyo.org/eap%E3%82%B5%E3%83%BC%E3%83%93%E3%82%B9%E6%8F%90%E4%BE%9B%E8%80%85%E5%90%91%E3%81%91/（2022年6月13日確認）

第❹章

◉ EAPA著，一般社団法人EAPコンサルティング普及協会翻訳（2013）．EAPの定義と

EAP コア・テクノロジーについて．EAP コンサルティング普及協会 Retrieved From https://www.eapatokyo.org/eap%E3%81%A8%E3%81%AF/（2022 年 3 月 14 日 確認 ）Intveld, Robert.（2015）．EAP Critical Incident Response. Robert Douglas and Associates.

●国際 EAP 協会（2010）．EAP に関する EAPA 規格及び専門家のための手引き．EAP コンサルティング普及協会 Retrieved From https://www.eapatokyo.org/eap%E3%82%B5%E3%83%BC%E3%83%93%E3%82%B9%E6%8F%90%E4%BE%9B%E8%80%85%E5%90%91%E3%81%91/（2022 年 6 月 13 日確認）

●森 晃爾・Dale A.Masi・市川 佳居・丸山 崇（2011）．企業のメンタルヘルスを強化するために──EAP「従業員支援プログラム」の活用と実践──，労働調査会

第❺章

● Council on Accreditation（2018）.Employee Assistance Program Services. https://coanet.org/（2019 年 4 月 1 日確認）

第❻章

● Lennox,R.D., Sharar,D., Schmitz,E., & Goehner,D.B.（2010）．Development and Validation of the Chestnut Global Partners Workplace Outcome Suite. *Journal of Workplace Behavioral Health 25* (2), 107-131.

● LifeWorks.（2022）. *Workplace Outcome Suite (WOS) Annual Report 2021: EAP counseling use and outcomes, COVID-19 pandemic impact, and best practices in outcome data collection*. White paper. Author: Attridge, M. Toronto, ON. Available at:https://wellbeing. lifeworks. com/resources/wos/, https://www. eapassn. org/WOS

● Morneau Shepell.（2020）. *Workplace Outcome Suite (WOS) Annual Report 2020: Part 1 - Decade of Data on EAP Counseling Reveals Prominence of Presenteeism*. White paper. Toronto, ON: Morneau Shepell. Author: Attridge, M. Available Retrieved From https://www.eapassn.org/WOS

第❼章

◇生産性の把握

● Attridge, M. (2004). Measuring employee productivity, presenteeism and absenteeism: Implications for EAP outcomes research. *Presented at the Employee Assistance Professionals Association Annual Conference*, San Francisco, CA.

● Attridge, M. (2010a). EAP Cost-benefit research: 20 years after McDonnell-Douglas. *Journal of Employee Assistance*, *40*(2), 14-16.

- Attridge, M. (2010b). Reflections on 20 years of EAP cost-offset research: Taking the Pareto path to ROI. *Journal of Employee Assistance*, *40*(3), 12-15.
- Attridge, M., Bennett, J. B., Frame, M. C., & Quick, J. C. (2009). Corporate health profile: Measuring engagement and presenteeism. In M. A Richard, W. G. Emener, & W. S. Hutchison, Jr. (Eds.), *Employee Assistance Programs*: *Wellness/Enhancement Programming*, *4th Edition* (pp. 228-236). Springfield, IL: Charles C Thomas.
- Attridge, M., Otis, J., & Rosenberg, T. (2002). The impact of Optum counselor services on productivity and absenteeism: Survey results from 30,000+ employees. *Optum Research Brief* No. 22. Golden Valley, MN: Optum.
- Baker, E. (2007). *Measuring the impact of EAP on absenteeism and presenteeism*. Presented at the Employee Assistance Professionals Association Annual Conference, San Diego, CA.
- Burton, W. N., Schultz, A. B., Chen, C-Y., & Edington, D. W. (2008). The association of worker productivity and mental health: A review of the literature. *International Journal of Workplace Health Management*, *1*(2), 78-94.
- Loeppke, R. L., Taitel, M., Haufle, V., Parry, T., Kessler, R. C., & Jinnett, K. (2009). Health and productivity as a business strategy: A multi-employer study. *Journal of Occupational and Environmental Medicine*, *51*(4), 411-428.
- McLeod, J., & McLeod, J. (2001). How effective is workplace counseling? A review of the research literature. *Counseling Psychotherapy Research*, *1*(3), 184-191.
- Parry, T., & Molmen, W. (2009). Depression: A lot bigger than you think. *Journal of Employee Assistance*, *39*(4), 12-14.
- Roman, P. M., & Blum, T. C. (1985). The core technology of employee assistance programs. *The ALMACAN*, *15*(3), 8-9, 16-19.
- Selvik, R., Stephenson, D., Plaza, C., & Sugden, B. (2004). EAP impact on work, relationship, and health outcomes. *Journal of Employee Assistance*, *34*(2), 18-22.
- Simon, G. E., Barber, C., Birnbaum, H. G., Frank, R. G., Greenberg, P. E., Rose, R. M., Wang P. S., & Kessler, R. C. (2001). Depression and work productivity: The comparative costs of treatment versus non-treatment. *Journal of Occupational and Environmental Medicine*, *43*(6), 2-9.
- Smith, D. C., & Mahoney, J. J. (1990). McDonnell Douglas Corporation employee assistance program financial offset study: 1985-1988. Unpublished white paper. Bridgeton, MI: McDonnell Douglas Corporation.

◇ ROI 把握のためのパレートの方法
- Alexander & Alexander Consulting Group. (1990).The financial impact of the "ASSIST" managed behavioral health care program (1989) at the McDonnell Douglas Helicopter Company. Unpublished report. Westport, Conn.: Alexander & Alexander.
- Amaral, T.M., & Attridge, M. (2010). Research on return-on-investment: Which models of EAP are generating the most significant ROI? Unpublished research brief.

Yreka, Calif.: EAP Technology Systems.

◉ Collins, K.R. (1998). Cost/benefit analysis shows EAPs' value to employer. *EAPA Exchange*, *28*(6), 16-20.

◉ Conlin, P., Amaral, T.M., & Harlow, K., (1996). The value of EAP case management. *EAPA Exchange*, *26*(3), 12-15.

◉ Smith, D.C., & Mahoney, J.J. (1990). McDonnell Douglas Corporation employee assistance program financial offset study: 1985-1988. Unpublished white paper. Bridgeton, Mich.: McDonnell Douglas Corporation.

索 引

●執筆者紹介（執筆順）

廣 尚典（ひろ ひさのり） 第1章

厚生労働省労働保険審査会常勤委員。産業医科大学名誉教授。2020年3月まで産業医科大学産業生態科学研究所精神保健学教授および同大学産業医実務研修センターセンター長。日本鋼管株式会社，アデコ株式会社，株式会社フジクラをはじめとする多くの企業に産業医および産業保健に関するアドバイザーとして関わってきた。医学博士。労働衛生コンサルタント。社会医学系専門医協会指導医。日本産業衛生学会指導医・専門医。人事院「心の健康づくり指導委員会」委員。主な近著に『要説 産業精神保健 改訂第2版』（診断と治療社，2020），『増補改訂版 メンタルヘルス どう進める？ 職場復帰支援の実務（How to 産業保健）』（産業医学振興財団，2021），『入門 キャリアカウンセリングとメンタルヘルス──基礎知識と実践』（金子書房，2021），『すぐに役立つ 職場のメンタルヘルスハンドブック』（診断と治療社，2021）ほか。

阿久津 聡（あくつ さとし） 第2章

一橋大学大学院経営管理研究科国際企業戦略専攻教授。日本マーケティング学会副会長。株式会社アダストリア，株式会社ヤクルト本社などで社外取締役を務める一方，企業ブランディングによって持続的に業績を向上させる経営のあり方を研究し，特に健康経営まで実現する「健康経営ブランディング」を提唱している。企業組織の文脈で働きがいや誇りと健康との関係を遺伝子発現から検証した世界初の論文 "Work, meaning, and gene regulation" をミシガン大学の北山忍教授らと Psychoneuroendocrinology 誌に発表した。ほか著書に『弱くても稼げます──シン・サッカークラブ経営論』（光文社，2022），『ブランド戦略シナリオ──コンテクスト・ブランディング』(2002)，『職場ではぐくむレジリエンス──働き方を変える15のポイント』(2019) などがある。

徳永 麻子（とくなが あさこ） 第2章

株式会社ロマーシュ CEO。一橋大学大学院研究員として阿久津聡と企業ブランディングによって持続的に業績を向上させる経営のあり方を研究している。アカデミアとビジネスをつなぐハブとして，「働きたい人が，健康に安心して働ける」社会の実現をミッションに研究知見の企業実践を伴走・支援する株式会社ロマーシュ（https://www.lomarsh.com/）を創業。

西川 あゆみ（にしかわ あゆみ） 第3章・第7章（翻訳）

WorkWay 株式会社取締役会長。一般社団法人国際 EAP 協会日本支部理事，NPO 法人メンタル・レスキュー協会理事，GW4W（Global Women for Wellbeing）シンガポール，日本地区理事。主著に，『[新訂版]職場のメンタルヘルス100のレシピ』（金子書房，2017），『クライシスカウンセリング』（金剛出版，2018），『Q&A で学ぶワーク・エンゲイジメント』（金剛出版，2018），『職場ではぐくむレジリエンス』（金剛出版，2019）ほか。

市川　佳居（いちかわ　かおる）　**第4章・第5章・第6章**

医学博士。レジリエ研究所株式会社代表取締役。国際 EAP コンサルタント（CEAP），カリフォルニア州臨床ソーシャルワーカー（LCSW），公認心理師，臨床心理士。学会ならびに教育活動として，EAPA（国際 EAP 協会）US 本部理事，一般社団法人 国際 EAP 協会日本支部理事長，アジア太平洋地域 EAP 円卓会議（APEAR）理事長，杏林大学，産業医科大学，京都文教大学非常勤講師。EAP の日本国内およびアジア太平洋地域のパイオニアとして，日本およびアジア地域おける EAP 普及に携わりつつ，働く人のメンタルヘルス，健康経営などの側面からレジリエンスを活用した手法を企業にアドバイスを行う。主著に，『働く女性のヘルスケアガイド──おさえておきたいスキルとプラクティス』（金剛出版，2022），『職場ではぐくむレジリエンス──働き方を変える 15 のポイント』（金剛出版，2019），『〔新訂版〕職場のメンタルヘルス 100 のレシピ』（金子書房，2017），『企業のメンタルヘルスを強化するために──「従業員支援プログラム」（EAP）の活用と実践』（労働調査会，2011），『EAP 導入の手順と運用』（かんき出版，2004），ほか。

マーク・アトリッジ（Attridge, Mark）　**第7章**

Attridge Consulting, Inc. 社長。ヘルスケアサービスプロバイダー，福利厚生コンサルタント，雇用主，および学術研究者との過去の仕事から派生した独自の学術的アプローチでコンサルティングを行う。国際会議や専門家会議での発表なども行い，研究結果と概念をビジネスと実用的に生かすことで知られる。ヘルスケア，心理学，コミュニケーションのトピックに関する 250 以上の論文やプレゼンテーションを行い，職場のメンタルヘルスの分野，特に従業員支援プログラム（EAP）の分野に積極的に研究。専門分野として，文献レビューや，職場のメンタルヘルスの問題に関する講演，職場の健康サービスに関する調査・研究の設計ほか。

編　者

市川　佳居（いちかわ かおる）　レジリエ研究所株式会社代表取締役

廣　尚典（ひろ ひさのり）　産業医科大学名誉教授

阿久津　聡（あくつ さとし）　一橋大学大学院経営管理研究科国際企業戦略専攻教授

西川　あゆみ（にしかわ あゆみ）　WorkWay 株式会社取締役会長

＊健康経営®は，NPO 法人健康経営研究会の登録商標です。

健康経営を推進する職場のための
EAP ハンドブック

2022 年 9 月 30 日　初版第 1 刷発行　　　　　　　　　　［検印省略］

編　者	市 川 佳 居	
	廣　　尚 典	
	阿 久 津　聡	
	西 川 あ ゆ み	
発行者	金 子 紀 子	
発行所	株式会社 金 子 書 房	

〒 112-0012　東京都文京区大塚 3-3-7
TEL　03-3941-0111(代)
FAX　03-3941-0163
URL https://www.kanekoshobo.co.jp

印刷 / 藤原印刷株式会社　製本 / 一色製本株式会社
編集協力・デザイン / 株式会社桂樹社グループ